VERWANDLUNGEN

Literarische Figuren in Meissener Porzellan

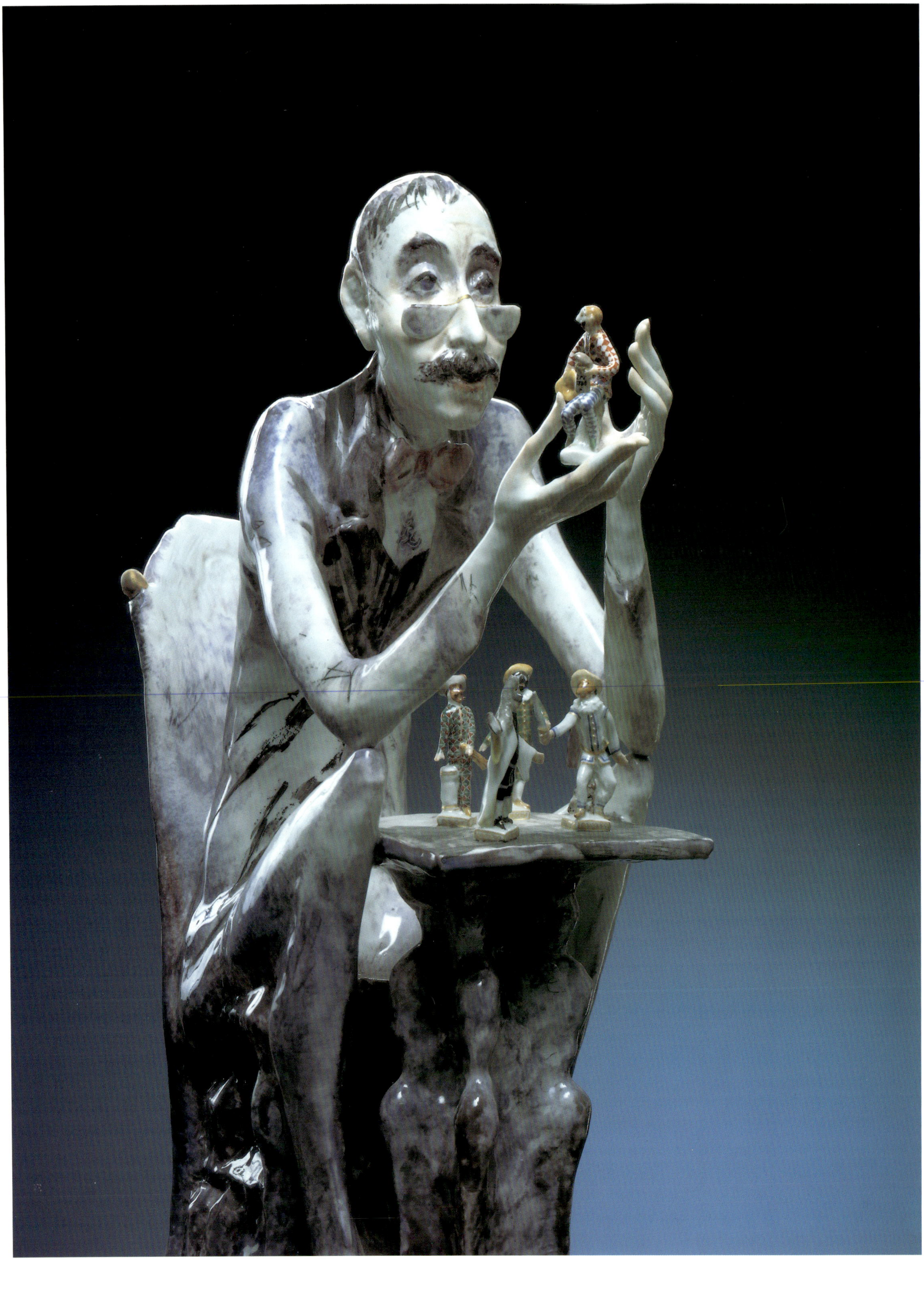

VERWANDLUNGEN

VERWANDLUNGEN

Literarische Figuren in Meissener Porzellan

Zusammengestellt und
mit einem Vorwort versehen von Hans Sonntag
Aufnahmen von Jürgen Karpinski

Edition Leipzig

Die im Buch verwendeten Bezeichnungen
»Böttgersteinzeug« und »Meissener Porzellan«
sind keine Werkstoffbegriffe,
sondern rechtlich geschützte Marken der
Staatlichen Porzellan-Manufaktur Meissen:
Böttgersteinzeug ®
Meissener Porzellan ®

Frontispiz: »Der Sammler«
(nach dem Film »Utz«
mit Armin Müller-Stahl)
Form-Nr.: 73530
Modelljahr: 1992
Form- und Staffagegestalter: Peter Strang
Staffage: Aufglasurfarbenmalerei
(teilweise mit nicht eingebrannter Farbe
vom Künstler übermalt)
Objektdatierung: 1992
Inventar-Nr.: 19624
Höhe: 35,5 cm

Die Deutsche Bibliothek – CIP-Einheitsaufnahme
Verwandlungen – Literarische Figuren in
Meissener Porzellan / zsgest. und mit einem
Vorwort versehen von Hans Sonntag.
Aufnahmen von Jürgen Karpinski. –
Leipzig : Ed. Leipzig, 1999

ISBN 3-361-00495-0

Umschlaggestaltung: Morian & Bayer-Enck, Coesfeld
Satz und Layout: Dietmar Senf, Leipzig
Reproduktion: Förster & Borries Satz-Repro-GmbH Zwickau
Druck und Binden: Westermann Druck Zwickau

Printed in Germany

Gedruckt auf alterungsbeständigem Papier mit
chlorfrei gebleichtem Zellstoff.

INHALTSVERZEICHNIS

EINFÜHRUNG

Bekannte, berühmte und jeweils in ihrer Zeit moderne bildliche Darstellungen von Menschen, Tieren, Landschaften, Pflanzen und Architekturstücken, aber auch beliebte Skulpturen aus Vergangenheit und Gegenwart sowie die opto-ästhetische Welt der Musik und des Theaters, d. h. die zeitgenössischen Inszenierungen und die damit oftmals einhergehenden druckgrafischen Verbreitungsformen, waren – neben vielen anderen Einflußfaktoren – ein fruchtbarer Nährboden, auf dem sich die europäische Porzellankunst des 18. Jahrhunderts in Gestalt der Dekormalereien und Kleinplastiken eigenständig entwickelte.

Eine vorgefundene artifizielle Bild(er)welt war offenbar für die Meissener Porzellankünstler, wie natürlich auch für andere Manufakturen, beispielgebend und anregend für ihr spezifisches Schaffen auf feinkeramischem Gebiet, das in der Frühzeit in erster Linie von den materiellen und geistigen Bedürfnissen und Interessen der höfischen Gesellschaft – mit stetem Blick nach Frankreich – bestimmt wurde.

Das Prinzip der imperialen Selbstdarstellung wie das der Nachahmung war allgemein: Hierarchisches Zeremoniell, Kunst, Musik, Literatur, Lebensweise, Tischkultur und Feste orientierten sich europaweit an dem als vorbildlich und luxuriös Begriffenem.

Welchen unmittelbaren Einfluß das eigentliche, jeweils konkrete literarische Werk im 18. Jahrhundert auf die damals aktuelle Meissener Porzellankunst hatte, ist wohl nur annähernd nachvollziehbar. Bekannt sind Darstellungen nach den »Metamorphosen« des Ovid, den Sagen und Mythen der griechischen und römischen Antike, den lebensprallen Inhalten diverser Aufführungen der Commedia dell'arte und den gleichnishaft-erzieherischen Fabeln von Aesop, Lafontaine, Rabener, Gellert, Lessing usw. Die geistige Aufnahme und gestalterische Umsetzung dieser Fabeln und Satiren bot auch die Möglichkeit, auf bestimmte Zeiterscheinungen künstlerisch individuell aktiv zu reagieren und die Porzellane somit in ein geistiges Kommunikationsgeflecht einzubinden und dergestalt Teil des Ensembles der damaligen Künste werden zu lassen. Konkret nachweisbar wurde bei Recherchen zu diesem Buch die Umsetzung des Singspiels »Annette et Lubin« (1762) von Charles-Simon Favart durch Michel Victor Acier mit zwei Figurenplastiken namens »Heimkehr« und »Abschied« aus dem Jahre 1768, wobei nachweislich dieses Stück 1764 in Dresden gespielt worden war.

Die bukolische Dichtung mit ihren Schäferromanzen und Schäferromanen beeinflußte die Porzellankunst wohl vor allem über die unzähligen Abbildungen dieses Genres von Antoine Watteau, Nicolas Lancret, François Boucher, Jean-Baptiste Pater, William Hogarth u. a.

Noch immer harrt ein immenses Forschungsfeld der Aufarbeitung: Die subjektive Rezeption der Literatur des 17. und 18. Jahrhunderts durch die jeweiligen Künstler des Porzellans. Hinweise in diese Richtung sind bei Ingelore Menzhausen angezeigt, wenn sie Barthold Hinrich Brockes, den Schneeballblüten-Dichter, nennt, der in seiner zeittypischen Art die Schönheiten der Natur beschreibt, oder Johann Peter Uz, der die kleinen bescheidenen Freuden des Lebens in seinen Gedichten feiert. Der in Dresden tätige Johann Christoph Rost veröffentlichte 1742 seine ersten Schäfergedichte unter dem Titel »Schäfererzählungen«, wobei anzunehmen ist, daß diese Art der Literatur auch die Meissener Porzellankünstler beeinflußte (vgl. Ingelore Menzhausen: In Porzellan verzaubert ..., Basel, 1993, S. 62f.).

Johann Joachim Kaendler beschreibt in seinem Arbeitsbericht von 1745 eine Figurengruppe mit der Bezeichnung »Der teutsche Franzoß« (alte Form-Nr.: 730) wie folgt: »Eine Grouppe, den teutschen Franzoß fußfällig zwischen zwey Frauenzimmern vorstellend, welche ihn als einen Feind von Fischbeinröcken schlagen, darin die eine sich eines zusammengebundenen Fischbeinrockes bedient und ihn damit züchtigt, die andere aber die Perugue ihm vom Kopffe reißet und ihn ins Gesicht schlägt« (aus: Otto Walcha, Anekdotische Meissener Porzellane des 18. Jahrhunderts, Meißen 1991, S. 18).

Hinter der Bezeichnung »der teutsche Franzoß« verbirgt sich der im Jahre 1696, 97 oder 98 in Dresden geborene »Dichter« Johann Christian Trömer, der sich auch »Franços Jean Chrétien Toucement« nannte.

Die »Allgemeine Deutsche Biographie« von 1894 führte folgendes über Trömer an: »Sein erstes Gedicht galt der Hochzeit einer Stiefcousine; es ist am 8. Juli 1727 von ›Comtes le petit Coq‹ (Gräfenhainichen?) datiert. Im Februar 1729 trat er in den Dienst des Herzogs Johann Adolf von Sachsen-Weißenfels, an dessen Geburtstag er in einer Komödie mitwirkte, und war, drei kurze von Reisen unterbrochene Dienstperioden hindurch, Kammerdiener, Kellerschreiber, Theaterdirector ... Er heiratete in Danzig am 3. April 1736 ..., reiste nach Leipzig, holte die Gattin dann in Berlin ab und mag sehr bald von der Pleiße wieder an die Elbe gezogen sein. Im September datiert er die erste Gesammtausgabe von Leipzig ... Von 1736 bis zu den Opernschilderungen vom März 1756 hat er nur noch kleinere Gelegenheitsgedichte veröffentlicht, etliche Epithalamia für Freunde, eine Masse Festcarmina und Bettelverse an den Hof. So läßt er im März 1741, Weib und Kind erwähnend und alle Ausgaben vorrechnend, seinen Ruf aus der Neustadt zum Thron erschallen. Er bekommt unter anderem zwei Pferde geschenkt, bewohnt ein ›Strohpalais‹ mit Garten in Laubegast, kränkelt, ist 1745 ›ehn Witber Mann‹, entwirft 1746 Kriegsbilder, versäumt an keinem ›Josephatag‹ und wann sonst Gelegenheit zum Gratuliren war submiß aufzuwarten und fand offenbar, selbst wenn er einen lästigen Nachbar beim ›Lanßpapa‹ als der gute, treue, arme Deutschfranzos verklagte, seine Rechnung. Nach dem ›Dresdener Anzeiger‹ (1756 Nr. 19; von Götze benutzt) war er ›Ober-Postcommissär, seit 1738 auch Straßen-und Alleen-Bau-Aufseher‹, doch ist in den Gedichten von diesen Aemtern nicht die Rede, während sie die ›Function eines sogenannten lustigen Raths am Hofe des Königs von Polen, August's III.‹ wohl bezeugen ... T. erlag am 1. Mai 1756 einem Schlagfluß. Diesem culturhistorisch interessanten, bedientenhaften Lebenslauf entspricht die ganze spielerige, schmeichlerische, gierige Reimerei, die Sachsens höchste Herrschaften sich Jahrzehnte lang huldvoll gefallen ließen ... Der Deutschfranzos versteht es, den sächsischen Bauer vor dem Prunktheater, die Nürnberger Kräutlerin, das Danziger Fischerweib in echter landskräftiger Mundart reden zu lassen. Grobianisch, aber lustig malt er den Hausknecht, der die mit Vogelleim bestrichene Abtrittsbrille am Gesäß fortschleppt; der komischen Fopperei mit dem Hansarsch von Rippach verdankt er ein Winkelchen in den Faust-Commentaren ... Die Beschreibung des Campements (1730) ist immerhin, da sie unter die gemeinen Soldaten, ja zu Wald- und Feld-›Banisen‹ herabsteigt, viel lebendiger als J. U. König's unsagbar steifleinenes Heldengedicht ›August im Lager‹ ... Zeitgenossen fanden in seinen ›schönen Raritäten und Spielwerk‹ eine flache Unterhaltung und ließen sich durch die Anapheren und Epipheren ›Adjeu ... ick muß ßu Auhs marchir‹ in Athem halten ...« (aus: Allgemeine Deutsche Biographie, Berlin 1971, Neudruck der 1. Auflage von 1894, S. 636 f.).

Man darf wohl vermuten, daß die oben erwähnte Figurengruppe von Kaendler nicht die einzige Verbindung zum literarischen Werk von Trömer gewesen ist.

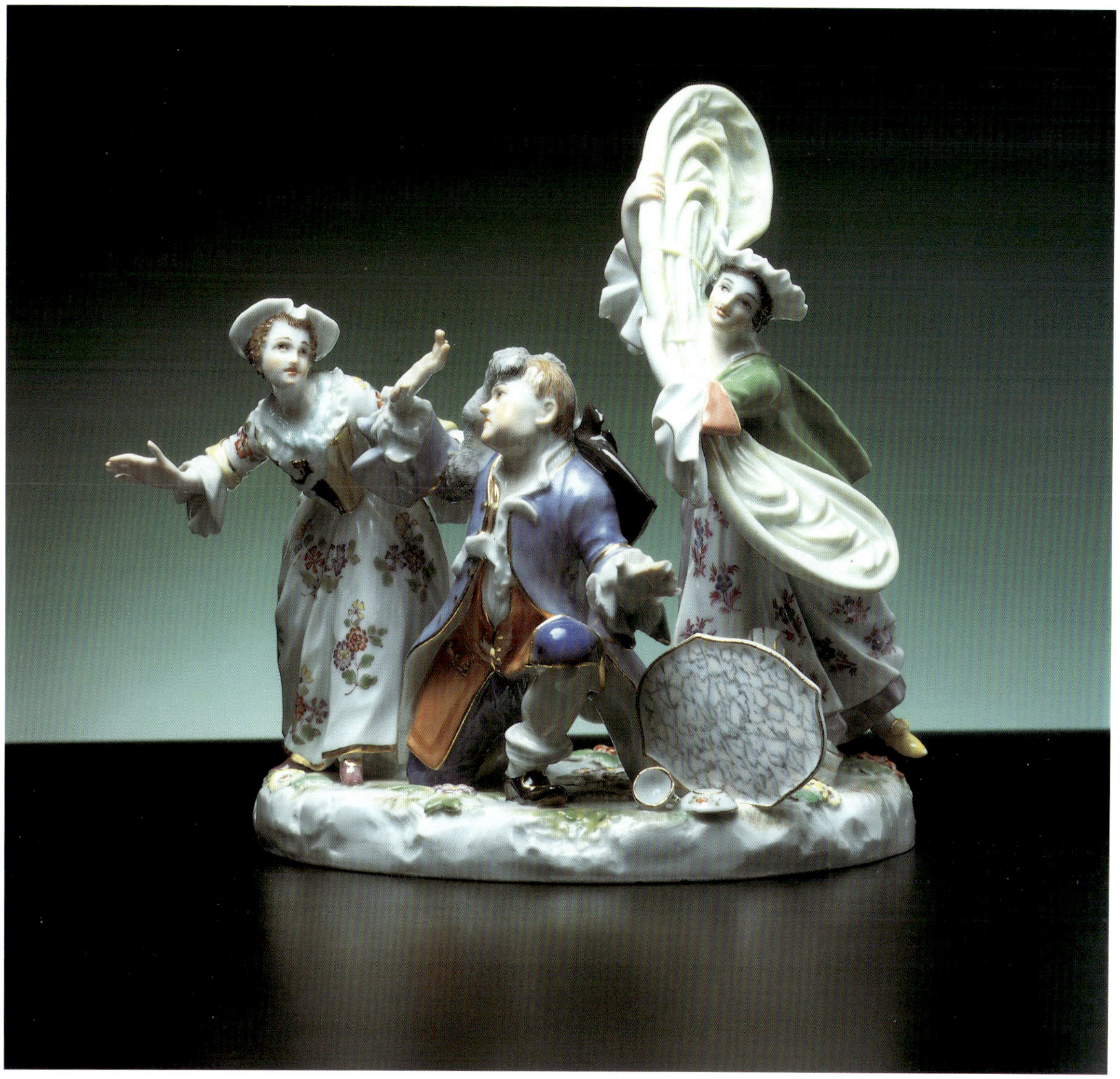

Figurengruppe
»Der teutsche Franzoß«
Form-Nr.: 730 (alt)
Modelljahr: 1745
Formgestalter:
Johann Joachim Kaendler
Staffage: Aufglasurfarben
und Gold
Objektdatierung: nach 1934
Inventar-Nr.: 43
Höhe: 19,5 cm
Breite: 17 cm

Auch die Vielzahl und Vielfalt deutscher literarischer Wochenschriften ist außerordentlich aufschlußreich und wohl nicht ohne Einfluß auf das künstlerische Schaffen geblieben. In Ernst Milbergs Schrift »Die moralischen Wochenschriften des 18. Jahrhunderts. Ein Beitrag zur deutschen Literaturgeschichte« (Meißen, 1880), werden die zwischen 1713 und 1775 erschienenen deutschen moralischen Wochenschriften verzeichnet.

Den Inhalt der meisten Wochenschriften bilden Erörterungen über Erziehung, Sprache, Poesie, Gesellschaft, Ehe, Liebe, Freundschaft, Verhältnis der Eltern zu ihren Kindern, Mode und religiös-philosophische Fragen.

»Über die Ziele, welche sie in ihrer Wochenschrift verfolgten, finden wir im ›Patriot‹ selbst die beste Auskunft: Vor allen waren sie bestrebt ihre Leser zu den ›redlichsten, nützlichsten und glücklichsten Menschen‹ zu machen und, um dies am besten zu erreichen, ihre Wochenschrift so einzurichten, dass sie ›deutlich, lebhaft und erbaulich sei, in sonderheit aber zu besserer Einrichtung der Kinderzucht, des Haushaltens und täglichen Wandels, auch zu richtigeren Vorstellungen von Gott, der Welt und uns selbst, die Menschen anführe.‹« (Milberg, a. a. O., S. 21)

Die Inhalte dieser Zeitschriften wurden zwar von der Literaturwissenschaft, aber wohl kaum von der Kunstgeschichtsschreibung je zur Kenntnis genommen. Mit Sicherheit aber fanden die damaligen Künstler auch in diesen tagesaktuellen Zeitschriften Themen, mit denen sie sich beschäftigten, die sie inspirierten. Leider wird man kaum noch erfahren, welche Zeitschriften von den Künstlern gelesen wurden.

Unzählige Fragen bleiben somit noch offen; auch in diesem Buch kann das Problem nur angedeutet werden. Die interdisziplinäre Forschung wird sich früher oder später mit diesem kulturellen Phänomen beschäftigen müssen, um Einsichten in die Rezeptionsprozesse zu erlangen, vergegenständlicht im Porzellan bzw. in anderen Materialien.

Der Autor möchte nicht unerwähnt lassen, daß das in diesen Zeitschriften explizit verhandelte Erziehungsproblem hinsichtlich der jungen Generation zu einer veränderten Wertschätzung der künstlerischen Arbeiten von Michel Victor Acier führen muß, der mit seinen Figurenplastiken ein äußerst wichtiges Zeitthema aufgriff, das nur aus seiner Zeit heraus verstanden werden kann. Tatsächlich waren es vor allem die in großer Vielzahl in der Meissener Porzellanmanufaktur vorhandenen grafischen Vorlagen an Kupferstichen und Radierungen, die den Porzellankünstlern unmittelbare Anregungen boten, wobei die gegebenen Bildangebote akribisch oder herstellungsbedingt mit diversen Veränderungen von den Malern und Plastikern auf das Porzellan bzw. in den keramischen Werkstoff übertragen wurden.

Hinzu kamen spezielle ikonographische Werke im Sinne von praktikablen Nachschlagewerken, die den Künstlern Anregungen boten, wie Figuren, Allegorien, Attribute usw. so zu gestalten waren, daß sie allgemein verstanden wurden. Diese Nachschlagewerke fußten wiederum auf älteren Darstellungen, wobei sich allerdings Tradition und Fortschritt ständig mischten, denn jeder kreative Künstler versuchte zu allen Zeiten bestimmte Grenzen zu überschreiten, Neues einzubringen, trotz aller Reglementierungen, Konventionen und gesellschaftlichen Zwänge.

Für Kunsthistoriker ist es eine interessante und lohnenswerte Aufgabe, nach den konkreten bildlichen Vorlagen zu forschen und schließlich die Porzellangestaltungen mit diesen zu vergleichen. Natürlich haben in der Regel die originären Kunstwerke innerhalb der Kunstgeschichtsschreibung eine höhere Wertigkeit als die nachgestalteten Kunstwerke in Porzellan. Das ist auch eine der Ursachen dafür, daß das Porzellan erst relativ spät als eigenständige Kunsterscheinung akzeptiert wurde, teilweise aber noch immer als lediglich nachahmende Kunstform begriffen wird. Bei dieser Sichtweise wird allerdings die spezifische Ästhetik der Porzellankunst zu wenig berücksichtigt, eingeschlossen die materialspezifische Art der Herstellung, denn die Schraffuren der Kupferstiche mußten sich wieder in differenzierteste Farbwerte auf dem Porzellan verwandeln; die Tektonik einer nachgestalteten Steinskulptur mußte im Porzellan eine andere sein; die Kaltverformung der Porzellanmasse unterliegt anderen Gesetzmäßigkeiten als z. B. der flüssig-heiße Bronzeguß. Der Porzellanplastiker kann nach dem Brennen seiner Figuren keine nachträglichen Veränderungen vornehmen.

Besonders aufschlußreich sind die Verflechtungen der unterschiedlichen Künste, ihre gegenseitigen Beeinflussungen, Anregungen, Übernahmen und Veränderungen – dieses Geflecht erst ergibt das eigentliche Gewebe der Kunst in einer bestimmten Zeitepoche. Malerei und Grafik; Skulptur und Architektur; Musik, Tanz und Theater; Fotografie, Film und Fernsehen konstituieren das Ensemble der Künste mit unterschiedlichsten ästhetischen Produktions- und Aneignungsweisen. Jede dieser Kunsterscheinungen hat eigene ästhetische Gesetzmäßigkeiten und existiert wiederum im Kontext mit den anderen.

Daß die Literatur immer auch ein wichtiger Einflußfaktor war, ist hinlänglich bekannt, denkt man z. B. an Theateraufführungen, Texte zur Musik oder an Literaturverfilmungen, um nur einige Beispiele zu nennen. Bei der Aufnahme, Verarbeitung und eigentlichen Umsetzung von Literatur bzw. literarischen Anregungen besitzt der gestaltgebende Künstler keine bildästhetische Vorlage, der Umwandlungsprozeß erfolgt ausschließlich über die verbalsemantische Rezeption des literarischen Textes, d. h. über das Wort. Das jeweilige literarische Werk bewirkt eine absolut subjektive Vision, und der Maler oder der Plastiker kann eine äußerst individuelle künstlerische Gestaltfindung entwickeln, die nur durch ihn so möglich geworden ist. Und jeder Künstler hat andere Vorstellungen, z. B. von einer literarischen Figur oder von einem in der Literatur dargestellten Handlungsablauf. Die künstlerische Gestaltauffassung orientiert sich dabei natürlich auch an den vorherrschenden Stilmerkmalen der jeweiligen Zeit.

Einschränkend wäre zu erwähnen, daß selbstverständlich auch zeittypische Illustrationen zur jeweiligen Literatur existierten, die unter Umständen von dem Porzellankünstler aufgegriffen werden konnten. Aber auch in diesem Falle sind weiterführende individuelle Gestaltungen möglich, denn die grafische Darstellung einer Figur läßt offen, wie die Rückseite der Figur aussieht; eine in der Malerei angedeutete weite Landschaft kann in einer Plastik nicht ausgeführt werden.

Im allgemeinen beflügelte die jeweils individuell rezipierte Literatur die Porzellankünstler zu überaus eigenständigen und eigenwilligen Schöpfungen, die durch Form, Farbe und Licht zu anderem Leben erwachten. Dieser Aspekt der Verwandlungen ist das besonders reizvolle an diesem Thema. Manchmal sind es nur winzige Textstellen, nur wenige Verse oder Sätze, an denen sich die Phantasie der Porzellankünstler entzündete.

Die vorwiegend aus der Literatur heraus entstandenen bzw. von der Literatur inspirierten Plastiken, Malereien und Gefäße treffen auf den heutigen Rezipienten und dessen Interessen und vermögen mit Sicherheit ästhetischen Genuß auszulösen. Der Rezipient verfügt über bestimmte ästhetische Eindrücke, künstlerische Erlebnisse, Lebenserfahrungen – und im Lichte dieser nimmt er die porzellanenen Kunstwerke auf und beurteilt sie. Im Idealfall wird die vorliegende Darstellung, gemäß den eigenen Vorstellungen des Rezipienten, positiv bewertet. Eine Plastik aus Porzellan oder eine Dekoration kann aber auch anregen und neugierig machen, das so interpretierte literarische Werk bzw. einen Ausschnitt davon zu lesen oder auch wieder (einmal) zu lesen. Wohl immer ist es eine geistig-emotionale Bereicherung, dieses faszinierende Beziehungsgefüge zwischen Literatur und Porzellan wahrzunehmen. Jedes dieser Porzellane gibt Auskunft über die Art der Literatur, die in einer bestimmten Zeit von Interesse war, und schließlich über den Porzellankünstler und dessen Kreativität im Kontext mit der Literatur, die er rezipierte. War im 18. Jahrhundert die belehrende Welt der Fabeln und die der antiken Mythologie, die amouröse Traumwelt der Hirtendichtung sowie die literarisierte akribische Naturbeobachtung der Blumen und Insekten besonders relevant, so besaßen in der zweiten Hälfte des 19. Jahrhunderts die Darstellungen bedeutender Künstler wie Shakespeare, Molière, Dante, Goethe, Schiller usw. – mitunter in Anlehnung an bekannte Denkmäler oder Büsten – offensichtlich große Bedeutung für die kulturelle Selbstfindung und -bestätigung des Bürgertums.

Die unverfänglichen Märchen aus Tausendundeiner Nacht oder die phantasievolle Welt des Sommernachtstraums von Shakespeare waren für die Porzellankünstler der sechziger und siebziger Jahre des 20. Jahrhunderts gewissermaßen ein Refugium, um sich der offiziellen Kunstdoktrin zu entziehen. Ein besonderer Glücksumstand war die Erzählung bzw. die

Verfilmung »Utz« von/nach Bruce Chatwin, in der Meissener Porzellan eine prononcierte Stellung einnimmt, so daß Peter Strang mit seiner Figur »Der Sammler« eine kongeniale Umsetzung erreichte (vgl. Frontispiz).

Die Bearbeitung dieses Themas für das vorliegende Buch war von Anbeginn ein spannendes Vergnügen. Das Auffinden der literarischen Quelle, die einst den Porzellankünstler inspirierte, glich einer anrührenden Begegnung, wobei sich allerdings der Autor auch gewisse Freiräume vorbehielt. Er hofft, daß der Leser ebensoviel Freude bei der Lektüre der ausgewählten Literaturzitate wie bei der vergleichenden Betrachtung der vorgestellten Porzellane empfindet. Wie so oft galt es eine Auswahl zu treffen, denn alle diesbezüglich vorhandenen Porzellane abzubilden, bei denen sich eine konkrete Beziehung zur Literatur nachweisen läßt, hätte den vorgegebenen Umfang des Buches weit überschritten.

Zum Teil befinden sich bestimmte Porzellane nicht im Bestand unserer Modellsammlung, andere waren auf Ausstellungen verliehen, etliche sind defekt, so daß eine Abbildung nicht in Betracht kam. Vollständigkeit anzustreben war nicht das Ziel dieser Publikation. Einigen wenigen Porzellanen, vor allem des 18. Jahrhunderts, wurde sinngemäß eine literarische Quelle zugeordnet.

Um ein bestimmtes Verhältnis zwischen Plastik und malerischer Dekoration in dieser Publikation zu erreichen, mußte auf etliche Plastiken verzichtet werden, ebenso wurden viele malerische Motive z. B. nach den Grimmschen Märchen, die vorwiegend auf Wandschalen erscheinen, weggelassen, um die gewünschten Proportionen zu wahren.

Die alphabetische Gliederung des Buches nach den Autorennamen und den literarischen Zitaten bietet einen ganz besonderen Reiz: Zum einen vollzieht sich ein erfrischender Wechsel der Porzellane von Autor zu Autor der unterschiedlichsten Zeiten, zum anderen erscheinen manchmal unter einem Autor bzw. gleichem literarischem Zitat verschiedene künstlerische Gestaltungen aus unterschiedlichen Zeiten, so daß die vitale, abwechslungsreiche und individuell geprägte Bewegung des Meissener Porzellanschaffens aus fast drei Jahrhunderten besonders lebendig wird. Die Objekte stammen, wenn nicht anders angegeben, aus den Beständen der Schauhalle der Staatlichen Porzellan-Manufaktur Meissen.

Mein Dank gilt besonders Herrn Dr. Hannes Walter, Geschäftsführer der Staatlichen Porzellan-Manufaktur Meissen, der mir dieses Thema besonders ans Herz legte, des weiteren dem Kustos unserer Modellsammlung, Herrn Dipl.-Museol. Dieter Keil, der nach den Modellen recherchierte, außerdem vielen bibliothekarischen Fachkollegen und letztlich dem Fotografen, Herrn Jürgen Karpinski, der mit Verständnis und Einfühlungsvermögen die Porzellane »ins rechte Licht« rückte.

Viele Porzellane, die seit Jahrzehnten in den Depoträumen ruhten, gelangen durch diese Publikation wieder ins aktuelle Blickfeld der Öffentlichkeit, und in Verbindung mit der aufgezeigten Literatur wird vielleicht eine neue, intensivere Beziehung zum Porzellanobjekt erreicht. Das Porzellan ist nun nicht schlechthin ein interessant geformtes und dekoriertes Gefäß, eine Kostümfigur, eine historisierende Figurengruppe, eine schöne Tierplastik – vor uns erscheint eine Gestaltung, vor allem durch die Literatur inspiriert, die mit einem ästhetischen Potential ausgestattet ist, das auch den Vergnügungen des Geistes dient.

Ich wünsche diesem Buch eine freundliche und wohlwollende Aufnahme bei den Liebhabern des Meissener Porzellans.

Der Werkstoff Porzellan entsteht durch Stoffwandlungsreaktionen im Hochtemperaturprozeß der aus natürlichen silikatischen Rohstoffen zusammengesetzten Massen. Durch Aufbereitung erhalten die Versatzkomponenten einer Porzellanmasse – im allgemeinen Kaolin, Feldspat und Quarz – einen Feinheitsgrad, der die Herstellung einer homogenen Masse erlaubt. Der Rohkaolin wird ausgewaschen, um ihn von mechanischen Unreinheiten wie Sand oder Gestein zu trennen. Der dabei entstehende Kaolinschlamm wird in »Absetzbecken« gepumpt. Hier braucht er bis zu drei Wochen, um sich in völliger Ruhe wieder vom Wasser zu trennen. Die wäßrige Schicht wird danach abgepumpt und der Kaolinschlamm im feuchten Zustand in Trommelbehältern durch Zugabe von Quarz und Feldspat zur fertigen Porzellanmasse verarbeitet. Die entstandene Mischung enthält noch ein hohes Maß an Feuchtigkeit, die durch Filterpressen entzogen wird. Das Endprodukt dieses Prozesses sind Filterkuchen aus Porzellanmasse. Sie sind durch den Feuchtigkeitsgehalt grau gefärbt.

Die Filterkuchen bilden das Rohmaterial für zwei verschiedene Formgebungsprozesse. Einerseits wird die Masse, mit Wasser angereichert, zu »Gießschlicker« (flüssiger Porzellanmasse) verarbeitet, der zur Herstellung von Teilen in Gießtechnik Verwendung findet, zum anderen wird die Masse in der Vakuum-Strangpresse für die Formgebung auf der Töpferscheibe oder die Anfertigung von Figurenteilen vorbereitet. Je nach Art der Weiterverarbeitung werden verschiedene Masseversätze gefertigt. Diese können von den Porzellanmodelleuren in unterschiedlichen Feuchtigkeitsgraden bestellt werden. Die Vakuumstrangpresse befreit die Masse von Lufteinschlüssen und homogenisiert ihre Konsistenz.

Die Modellwerkstatt

Da sich Arbeitsformen (aus Gips) während des Reproduzierens verschleißen, müssen die Modelleure den Formenbestand erhalten bzw. ständig erneuern. Bei Plastiken werden aus den negativen Modellformen mittels Modellierton positive Ausformungen der jeweiligen Einzelteile gefertigt, die zu einer Figur oder Figurengruppe gehören. Diese ausgeformten Einzelteile müssen akribisch überarbeitet werden, danach kann die Figur (in Modellierton) zusammengefügt werden. Anschließend muß diese Figur in formbare Einzelteile zerschnitten werden, wobei der Modelleur an jeder Schnittstelle ein oder mehrere Ansatzzeichen anbringt und die einzelnen Teile mit Nummern versieht. In speziellen Behältnissen gelangen die Einzelteile zum Figureneinrichter, der nun von jedem Teil eine Arbeitsform aus Gips gießt.

Das Drehen von Hohlgefäßen

Für die Fertigung von Terrinen, Schüsseln, Tassen u. ä. wird der Porzellankörper auf einer Töpferscheibe rotationssymmetrisch per Hand gedreht. Bei besonders schwierigen Stücken, z. B. ovalen Suppenterrinen, erfolgt dieser Arbeitsgang in der Meissener Manufaktur noch auf der per Fuß angetriebenen Töpferscheibe. Der Porzellandreher fertigt zuerst aus dem Massestrang einen »Hubel«, das ist ein frei gedrehtes Rohstück einer Form. Dieser »Hubel« wird in eine Gipsform eingebracht, in der alle Elemente des späteren Porzellanstückes als Negativabdruck vorhanden sind. Nach einer kurzen Trocknungszeit, in welcher der Gips der Porzellanmasse Feuchtigkeit entzieht, wird die Form entfernt. Der Dreher/Former verputzt danach die vorhandenen Unreinheiten und setzt bei mehrteiligen Stücken die vorgefertigten Einzelteile zusammen.

Das Bossieren

Zu den wesentlichsten Tätigkeiten des Bossierers gehört es, die aus den Arbeitsformen hergestellten Figurenteile, entsprechend der tektonischen Anlage und unter Zuhilfenahme eines Modells, plastisch auszuarbeiten. Es sind vor allem plastisch unter sich gehende Formen, welche bei der Ausformung nicht erhoben werden können und vom Bossierer herauszuarbeiten sind. Modellierungen, die, bedingt durch den Arbeitsformenverschleiß, verlorengegangen waren, und verarbeitete Formen- und Keilnähte sind zu erneuern. Alle Arbeitsschritte erfolgen unter Beachtung der Handschrift des ursprünglichen Modellschöpfers. Plastische Formen und Details, wie Faltenwürfe, Hände, Gesichter und Formen, deren Bewegtheit eine besondere Wirkung entfalten, sind in ihrer Oberflächenmodellierung besonders zu akzentuieren. Beim Zusammensetzen der Teile müssen die spezifischen Probleme der Fugentoleranzen, Differenzräume und Doppelansätze beachtet werden. Einen hohen Anteil am Gelingen einer Figur hat auch der Einsatz geeigneter Brennhilfsmittel; dazu gehören u. a. die Strebe- und Stützsysteme im und am plastischen Gegenstand.

Die Porzellanmalerei

Die Porzellanmaler arbeiten mit keramischen Farben, die durch Brennen haltbar gemacht werden. Diese Farben sind eigentlich farbige Gläser, die unter, auf bzw. in die Glasur geschmolzen werden. Diese Besonderheiten zwingen die Porzellanmaler zu ganz bestimmten Malweisen. Generell unterscheidet man zwischen der Unterglasurmalerei und der Aufglasurmalerei.

Die Unterglasurmalerei wird – vor dem Glasieren – auf den verglühten Scherben gemalt. Der poröse, saugfähige Scherben saugt die Farbe rasch an, so daß Korrekturen kaum möglich sind. Nach der Bemalung wird das Stück mit Glasur vollständig weiß bedeckt. Bei dem nachfolgenden Glasur- bzw. Glattbrand wird die Glasur transparent wie Glas und läßt die gemalte Dekoration durch die Glasur sichtbar werden. Bei dieser Dekorationsweise können nur Farben verwendet werden, die den hohen Brenntemperaturen um 1400 °C standhalten. Die Besonderheiten der Unterglasurmalerei liegen in der Malweise, in der Tatsache, daß sie zumeist einfarbig ist, und in ihrer Beständigkeit gegenüber äußeren Einflüssen, da sie unter der Glasur liegt und fest mit dem eigentlichen Porzellan verbunden ist. Der wohl bekannteste blaue Unterglasurdekor ist das Meissener »Zwiebelmuster«.

Bei der Aufglasurmalerei erfolgt die Dekoration auf den glasierten und hochgebrannten weißen Scherben. Die Farbpalette ist hierbei nahezu unbegrenzt. Die Brenntemperatur dieses dritten Brandes (Farbbrand) liegt bei ca. 900 °C. Die Farbe wird bei diesem Brand auf die Glasur aufgeschmolzen und verbindet sich mit dieser. Manufakturporzellane behalten den Charakter der Handarbeit und sind mit individuellen Besonderheiten versehen. Die Handschriften der Maler schaffen eigentlich Unikate.

Indischdekore sind stilisierte flächenhafte Malereien. Darstellungen von Tieren, Blumen und Landschaften werden in streng linearen und dekorativen Formen dargeboten. Jedes Motiv ist in Anordnung und Farbkombination genau festgelegt. Die Flächenaufteilung dieser »gebundenen Muster« erfolgt mittels einer von Hand gestochenen Metallfolie, über die Holzkohlestaub gepudert wird. Der Maler hat damit Anhaltspunkte, um den festgelegten Dekor anschließend in freier Handmalerei malen zu können.

Bei der malerischen Orientierung auf europäische Motive bildete sich eine Spezialisierung heraus, die Blumenmalerei. Die vielfältigen Blumendekore, die über die Jahrhunderte entstanden sind, gliedern sich in entsprechende Gruppen, die von den Blumenspezialisten beherrscht werden. Als Ausgangspunkt der Blumendekore dienten botanische Kupferstiche des 18. Jahrhunderts. Ihre Umformulierung zu Dekorationen auf Porzellan und der Einfluß der verschiedenen Stilepochen auf die sich ständig wandelnden Vortragsweisen ergaben die heutigen Blumenmalereien. Der Blumenmaler zeichnet zunächst das Motiv mit Bleistift frei auf das Porzellan. Danach kann er mit der farblichen Anlage der Partien beginnen. Das ist der erste Arbeitsgang mit Farbe. Nach Beendigung dieser Farbanlage muß die Farbe zunächst trocknen, ehe die Ausarbeitungsphase beginnen kann. Blätter und Blüten werden durch Darstellung der Schatten, der Hell- und Dunkelwerte und durch Fixierung der Staubgefäße, Blütenblättchen, Blattansätze im Detail akribisch ausformuliert.

Neben den Dekoren »indischer« Art sowie der europäischen Blumenmalerei hatten und haben die Landschafts- und die Figurenmalerei eine besondere Bedeutung. Die ältesten bekannten Darstellungen sind Kopien nach ostasiatischen Vorlagen. Sie fanden ihren Höhepunkt in den von Johann Gregorius Höroldt phantasievoll gestalteten »Chinoiserien«. Zu diesen Dekoren kam im Laufe der Zeit eine Vielzahl von anderen Motiven hinzu. So gibt es Kauffahrtei- und Seeprospektmalerei und diverse Ansichten von Landschaften und Städten. Am bekanntesten sind wohl die Dekore nach Antoine Watteau. Umfangreiche Sammlungen von alten Kupferstichen dienen als Vorlagen für diese Dekorationen.

Im Unterschied zu allen anderen Malereien sind bei der Staffiermalerei plastische Porzellane zu dekorieren. Die Plastik mit Farbe gestalterisch zu vollenden, ist die Aufgabe des Staffagemalers. Er bedient sich dabei einer ganzen Reihe von Malarten. Es sind die einzelnen Farbflächen in verschiedensten Farben zu dekorieren, mit indischen Blümchen, Streifenmustern und Karos, Materialdarstellungen wie z. B. Holz und Marmor, es sind aber auch Haare, Haut, Golddekorelemente und Ornamente malerisch zu gestalten. Der Staffagemaler besitzt ein umfangreiches Wissen über Mode, Uniformen, Beiwerk und Attribute.

Der Goldmaler verziert vollendend mit malbaren Edelmetallpräparaten die Porzellangegenstände. Die Arbeit wird ausgeführt, wenn der Gegenstand mit dem jeweiligen Dekor versehen ist. Die Verzierungen reichen vom einfachen Rand bis zu aufwendigen Kanten und Schilderumrahmungen. Seine Arbeitsmittel sind verschiedenartige Pinsel, unterschiedliche Goldpräparate und die Ränderscheibe. Am häufigsten verwendet der Goldmaler das flüssige Poliergold. Dieses Edelmetallpräparat hat die Eigenschaft, matt aus dem Brand zu kommen, und muß deshalb anschließend poliert werden. Man verwendet dazu harte Materialien, wie z. B. Achatstifte, Glasurfaserbürsten oder Quarzsand. Ein anderes, mit völlig anderen Eigenschaften ausgestattetes Präparat ist das Glanzgold, das den Brand bereits glänzend verläßt.

Dr. Hans Sonntag

Aesop (6. Jh. v. Chr.)

DAS LEBEN DES AESOP

Aesop, ein leibeigener Sklave aus der Gegend von Phrygien, wo auch Troja liegt, war in dem Dorf Ammonio geboren. Er fiel auf durch ein zu langes, ungestaltes Gesicht, einen großen Kopf, schräge Augen von schwarzer Farbe, lange Backen, einen kurzen Hals, dicke Waden, breite Füße, ein großes, rotes Maul, einen aufgeblähten Bauch. Das übelste aber an ihm war: Er hatte eine träge Zunge, weshalb er sehr stotterte; mit Witz und Klugheit aber war er über die Maßen begabt, denn er hatte zeit seines Lebens fleißig gelernt. Als sein Herr merkte, daß er zu handwerklichen Arbeiten untauglich war, schickte er ihn aufs Land, das Feld zu bebauen ...

Aus:
Deutsche Volksbücher.
Erster Band. Nacherzählt und herausgegeben von Gertrud Bradatsch und Joachim Schmidt.
Leipzig, 1986.

Auf diese Rede hin (die der königliche Bote an Krösus gerichtet hatte »Herr, du wirst niemals Gewalt über Samos erlangen, es sei denn, du bringst Aesop, dessen Rat sie allweg folgen, in deine Gewalt. Fordere daher in einer Botschaft die Herausgabe Aesops und versprich ihnen, dann von Zins und Rente abzulassen. Wenn sie das tun, so bekommst du Samos in deine Hände.« d. V.) sandte der König einen seiner edlen Räte nach Samos. Dieser unterbreitete dem Volk in öffentlicher Versammlung des Königs Angebot. Also wurde Aesop gerufen und befragt, was er dazu meine. »Bürger von Samos«, sprach er, »ich will mich dem König unterwerfen, aber ich will euch vorher eine Fabel erzählen.

Zur Zeit, als die Tiere eine Versammlung abhielten, kündigten die Wölfe den Schafen Fehde an. Da die Schafe sich allein gegen die Wölfe nicht schützen konnten, suchten sie Hilfe bei den Hunden. Diese kämpften für die Schafe und verjagten die Wölfe. Da die Wölfe erkannten, daß sie der Hunde wegen im Krieg unterlagen, sandten sie eine Botschaft zu den Schafen und sicherten ihnen ewigen Frieden zu, doch unter der Bedingung, daß die Hunde, um allen Argwohn zu vermeiden, als Geiseln in die Obhut der Wölfe gegeben würden. Die törichten Schafe schlossen unter dieser Bedingung Frieden mit den Wölfen und glaubten an den Vertrag. Die Wölfe aber führten die Hunde hinweg und töteten sie. Danach konnten sie ohne Widerstand die Schafe überfallen und fressen.«

Als Aesop diese Fabel erzählt hatte, beschlossen die Samier, daß man Aesop keineswegs dem König senden sollte. Aber Aesop wollte sich dem Beschluß der Bürger nicht fügen und fuhr mit des Königs Boten über das Meer.

Krösus erzürnte, als er ihn sah, und sprach: »Ist das der Urheber dafür, daß die Samier meinen Geboten nicht gehorchen?«

Aesop aber sprach: »Größter aller Könige! Ich bin nicht durch Gewalt oder Zwang, sondern freiwillig vor dich getreten, und ich habe Vertrauen, daß du mir gütig Gehör schenken wirst.« Es wurde ihm zu reden vergönnt, und er sprach: »Einstmals wollte ein armer Mann Vögel fangen, und er fing eine Grille. Als diese merkte, daß sie getötet werden sollte, bat sie den Vogelsteller: ›Ich bitte dich, mich nicht grundlos zu töten, ich tue keinen Schaden an der Saat, ich benage auch den Hopfen nicht, sondern ich mache durch mein Zirpen und durch meine Sprünge die Leute fröhlich und vergnügt und verkürze ihnen den Weg. Auch ist außer meiner Stimme nichts an mir.‹ Als der Vogelfänger das hörte, ließ er die Grille aus der Hand. – So bitte auch ich dich, o König, daß du mich Armen und Wertlosen nicht unschuldig töten läßt, denn ich will und kann bei der Gebrechlichkeit meines Leibes niemandem Unrecht tun, sondern rede, was dem Leben der Sterblichen nützlich ist.«

Über diese Rede wunderte sich der König, und von Barmherzigkeit bewegt, sagte er zu Aesop: »Ich will dir nicht das Leben, sondern das Glück schenken. Darum begehre du etwas, was immer es sei, ich will es dir gewähren.«

Aesop sprach: »Ich bitte dich nur um eins: Erlasse den Bürgern von Samos Zins und Rente.« »Sie seien erlassen!« antwortete der Krösus.

Da fiel Aesop vor ihm auf die Erde und dankte ihm. Danach machte er zur Ehre dieses Königs die Fabeln, die man bis auf den heutigen Tag erzählt. Hierauf erhielt er vom König Briefe an die Bürger von Samos über ihre Freiheit von Zins und Renten und schiffte wieder gen Samos, reich mit Geschenken des Königs versehen. Die Bürger von Samos empfingen Aesop mit höchsten Ehren, und der Senat ging ihm mit dem Volk entgegen. Die ganze Stadt war mit Laub und Gras geschmückt, und das Volk tanzte vor Freude. Aesop wurde auf den Rednerstuhl geführt, von dem aus die allgemeinen Angelegenheiten der Stadt verkündet wurden, und er ließ die königlichen Briefe verlesen und berichtete ihnen, wie der König den Bürgern Zins und Rente erlassen und ihnen ihre Freiheit zugesichert habe.

Nach diesen Ereignissen zog Aesop von Samos weg. Er kam durch viele Länder und Städte, und er verkündete dem Volk in Fabeln und Gleichnissen mancherlei Lehren …

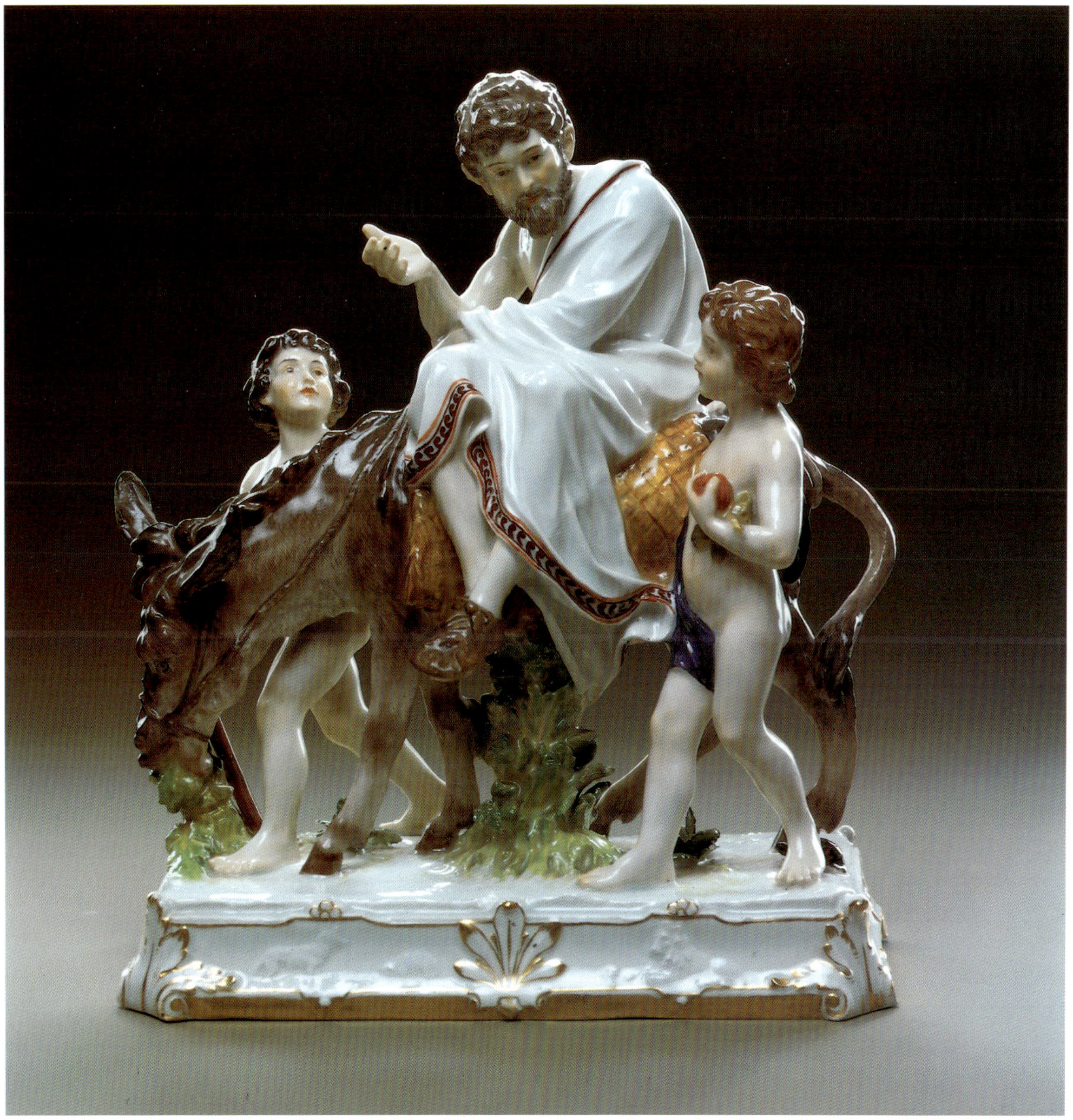

1
Figurengruppe
»Aesop auf Esel reitend und Fabeln erzählend«
Form-Nr.: R 164 (alt)
Modelljahr: 1898
Formgestalter: Heinrich Möller
Staffage: Aufglasurfarben und Gold
Objektdatierung: um 1900
Inventar-Nr.: 6491
Höhe: 25 cm
Breite: 21 cm

Amado, Jorge (geb. 1912)

DER GESTREIFTE KATER UND DIE SCHWALBE SINHÁ

Aus:
Amado, Jorge:
Der Gestreifte Kater und die Schwalbe Sinhá.
Eine Liebesgeschichte.
Berlin, 1979.

Die Zeit des Frühlings:

Als der Frühling kam, in Licht und Farben und Fröhlichkeit gekleidet, zarte Düfte verströmend, als er die Blumen aufknöpfte und den Bäumen grüne Kleider anzog, streckte der Gestreifte Kater seine Vorderpfoten und öffnete die grauen Augen, böse, häßliche Augen. Böse und häßlich, nach allgemeiner Auffassung. Übrigens behauptete man, nicht nur die Augen des Gestreiften Katers spiegelten die Bosheit wider, sondern auch sein ganzer starker, beweglicher Riesenleib, der gelb und schwarz gestreift war. Er war ein Kater mittleren Alters, der jene Zeit der ersten Jugend schon lange hinter sich gelassen hatte, als sein liebster Zeitvertreib war, unter den Bäumen hin und her zu rennen, auf den Dächern herumzuklettern und bei Vollmond Liebeslieder zu miauen – gewiß waren es freche, liederliche Gassenhauer. Keiner konnte glauben, daß einer wie er romantische und sentimentale Lieder sang. Es gab in diesen Gegenden kein Lebewesen, das selbstsüchtiger und einsamer gewesen wäre als der Kater ... Er war ein stolzer Kater, und es kümmerte ihn wenig, was man von ihm dachte ... Vom Zweig eines Baumes her betrachtete die Schwalbe Sinhá den Gestreiften Kater und lächelte ihm zu ...

Die Zeit des Sommers:

Die Zeit des Sommers war kurz für den Kater und die Schwalbe. Sie füllten sie aus mit Streifzügen durch den Park, langen Gesprächen im Schatten der Bäume, mit Lächeln, geflüsterten Worten, schüchternen, aber beredten Blicken ... Eines Tages, als ... der Schnurrbart des Katers so tief herabhing, daß er die Erde berührte, bat sie ihn, ihr zu erklären, warum er so traurig war. Der Gestreifte Kater antwortete: »Wenn ich kein Kater wäre, so würde ich dich bitten, meine Frau zu werden ...« Die Schwalbe schwieg, es war ein Schweigen wie tief in der Nacht. War sie überrascht? Ich glaube nicht, denn sie hatte schon erraten, was im Herzen des Katers vorging. War sie ärgerlich? Das glaube ich auch nicht, die Worte waren ihrem Herzen angenehm. Aber sie hatte Angst. Er war ein Kater, und die Kater sind die Todfeinde der Schwalben. Sie flog dicht über den Kater hin und streifte ihn leicht mit dem linken Flügel, er konnte die Schläge des kleinen Herzens der Schwalbe Sinhá hören. Sie gewann an Höhe, noch von weitem sah sie sich nach ihm um. Es war der letzte Sommertag.

2
Kugelförmige Dose mit plastischer Deckelgestaltung »Liebesgeschichte II«
Form-Nr.: 209/91 (Unikat)
Modelljahr: 1991
Formgestalter: Silvia Klöde
Staffage: Aufglasurfarben und Gold
Objektdatierung: 1991
Inventar-Nr.: 19481
Höhe: 15,2 cm
Durchmesser: 11 cm

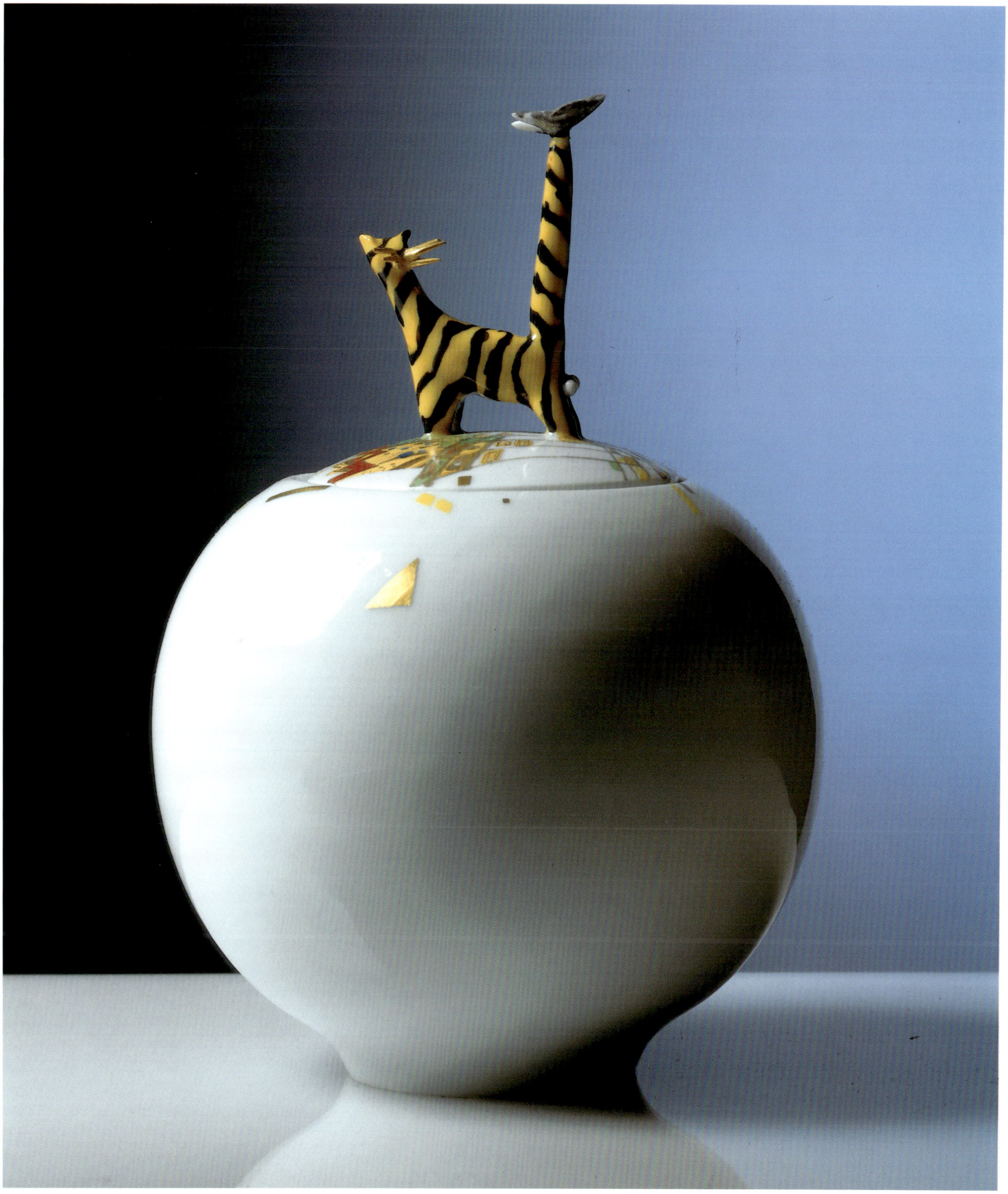

Andersen, Hans Christian (1805 – 1875)

DIE SCHNEEKÖNIGIN

Am Abend, als der kleine Kay zu Hause und halb entkleidet war, kletterte er auf den Stuhl am Fenster und guckte durch das kleine Loch; ein paar Schneeflocken fielen draußen, und eine von ihnen, die allergrößte, blieb auf dem Rand des einen Blumenkastens liegen; die Schneeflocke wuchs mehr und mehr und wurde zuletzt ein ganzes Frauenzimmer, in den feinsten weißen Flor gekleidet, die wie aus Millionen sternartiger Flocken zusammengesetzt war. Sie war so schön und fein, aber aus Eis, aus blendendem, blinkendem Eis, doch war sie lebendig; die Augen blitzten wie zwei klare Sterne, aber es war weder Rast noch Ruh darin. Sie nickte zum Fenster und winkte mit der Hand. Der kleine Knabe erschrak und sprang vom Stuhl herunter, da war es, als ob draußen ein großer Vogel am Fenster vorbeiflöge …

Dort auf dem Platz banden die kecksten Knaben oft ihre Schlitten an die Bauernwagen, und dann fuhren sie ein gutes Stück mit. Das war sehr lustig. Als sie am besten spielten, kam ein großer Schlitten, der war ganz weiß gestrichen, und in ihm saß jemand, in einen zottigen weißen Pelz gehüllt und mit einer weißen zottigen Mütze auf dem Kopf; der Schlitten fuhr zweimal um den Platz, und Kay band seinen kleinen Schlitten schnell daran fest und fuhr mit. Es ging rascher und rascher, gerade hinein in die nächste Straße; die Gestalt, die fuhr, drehte sich um und nickte Kay freundlich zu, es war, als ob sie einander kannten; jedesmal, wenn Kay seinen kleinen Schlitten lösen wollte, nickte die Gestalt wieder, und dann blieb Kay sitzen; sie fuhren gerade zum Stadttor hinaus. Da begann der Schnee so dicht herabzufallen, daß der kleine Knabe beim Fahren keine Hand vor den Augen sehen konnte; nun ließ er schnell die Schnur fallen, um von dem großen Schlitten loszukommen, aber das half nichts, sein kleines Fuhrwerk hing fest, und es ging mit Windeseile vorwärts. Da rief er ganz laut, aber niemand hörte ihn, und der Schnee stob, und der Schlitten flog von dannen; mitunter gab es einen Sprung; es war, als führe er über Gräben und Hecken. Der Knabe war ganz erschrocken, er wollte sein Vaterunser beten, aber er konnte sich nur auf das große Einmaleins besinnen. Die Schneeflocken wurden größer und größer, zuletzt sahen sie aus wie große weiße Hühner; auf einmal sprangen sie zur Seite, der große Schlitten hielt, und die Gestalt, die ihn fuhr, erhob sich; der Pelz und die Mütze waren lauter Schnee; es war eine Dame, so hoch und rank, so glänzend weiß, es war die Schneekönigin …

Kay sah sie an; sie war so hübsch, ein klügeres, schöneres Antlitz konnte er sich nicht denken; nun schien sie nicht aus Eis zu sein wie damals, als sie draußen vor dem Fenster saß und ihm winkte …

Aus:
Andersen, Hans Christian:
Die Schneekönigin.
Ein Märchen in sieben Geschichten, Berlin, 1990.

3
Vase mit umlaufender Malerei »Schneekönigin«
Form-Nr.: R 150 (alt)
Modelljahr: 1898
Form-und Dekorgestalter: Rudolf Hentschel
Dekor: Scharffeuerfarben und Pâte-sur-pâte-Malerei
Objektdatierung: 1898 (»Modell für Malerei«)
Inventar-Nr.: 13101
Höhe: 29,7 cm

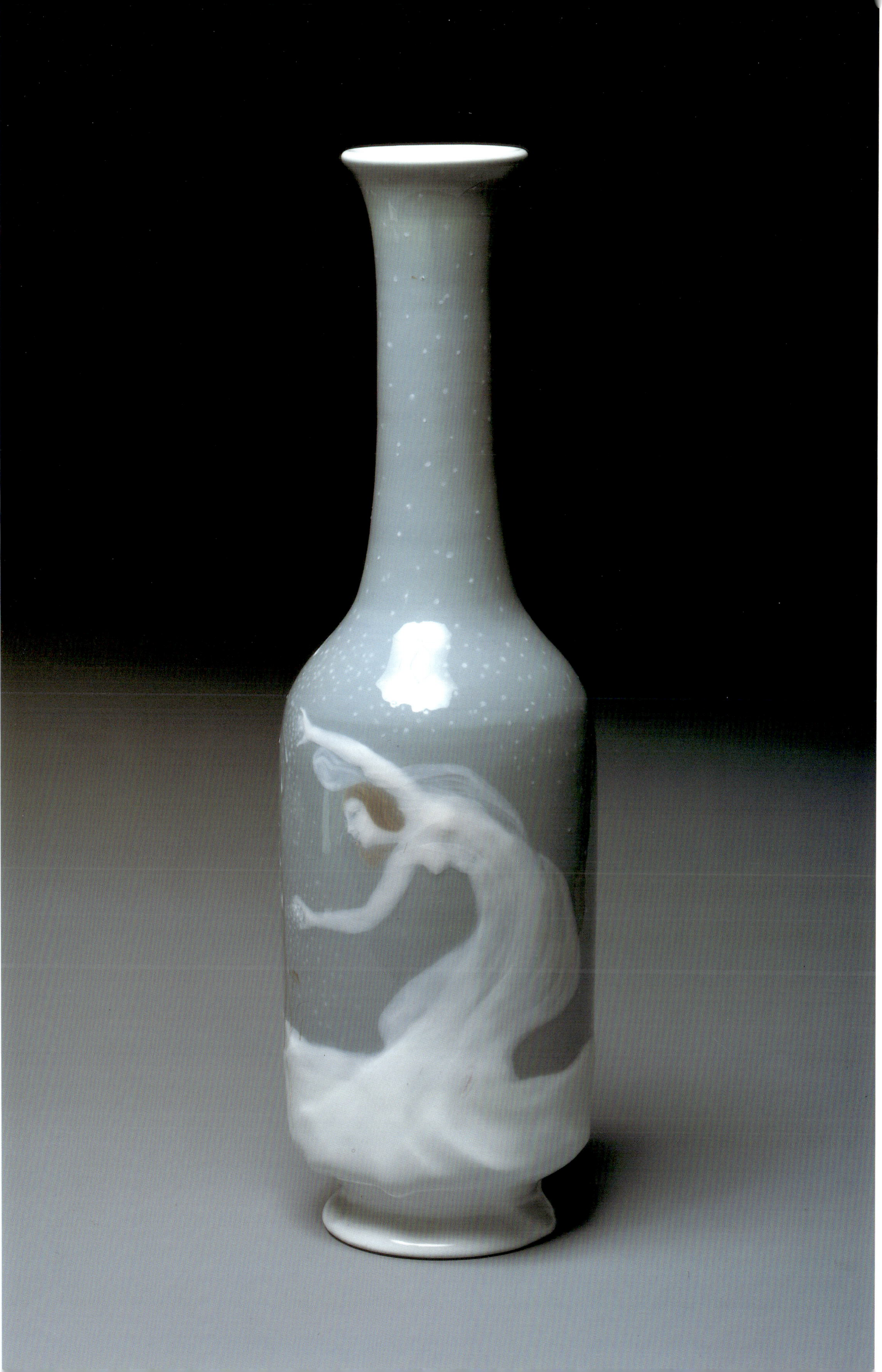

Apuleius (um 125 – um 180)

AMOR UND PSYCHE

Darauf befahl er dem Merkur, sogleich alle Götter zur Versammlung zu berufen, und wenn einer fehlen sollte, ihm eine Buße von zehntausend Golddrachmen anzukündigen. Aus Furcht davor füllte sich gleich der Himmelssaal, und Jupiter sprach vom hohen Sitze herab folgendermaßen: »Versammelte Götter, ihr kennt alle diesen Jüngling, den ich selbst erzogen und dessen tolle Streiche ich manchmal gezügelt habe. Genug hat er gegen seinen eigenen Ruf gesündigt, es ist Zeit, die Veranlassung dazu zu entfernen und seinen Liebesübermut durch eheliche Fesseln zu bändigen. Er hat ein Mädchen erwählt und es der Jungfernschaft beraubt, möge er es besitzen und sich in alle Ewigkeit der Liebe seiner Psyche erfreuen.« Und zu Venus gewandt fuhr er fort: »Du, meine Tochter, betrübe dich deshalb nicht und gräme dich nicht wegen deiner hohen Familie und der Verwandtschaft mit einer Sterblichen. Ich werde diese Heirat schon ebenbürtig und dem Gesetz entsprechend machen.« Sogleich ließ er Psyche durch Merkur in den Himmel bringen, reichte ihr den Becher, gefüllt mit Ambrosia, und sagte: »Trink, Psyche, und sei unsterblich! Niemals soll Amor von dir weichen, ewig wird eure Verbindung währen.«

Gleich darauf wurde ein prächtiges Hochzeitsmahl ausgerüstet. Auf hohem Pfühl ruhte der junge Ehemann und umfing Psyche in seinem Schoß; so auch Jupiter mit seiner Juno und der Reihe nach alle die anderen Götter. Den Becher mit Nektar – was der Götterwein ist – reichte dem höchsten der Götter sein lieblicher Mundschenk Ganymedes, die anderen bediente Bacchus. Vulcanus kochte die Speisen, die Horen umwanden alles mit Rosen und anderen Purpurblüten, die Grazien streuten Balsam, die Musen entzückten durch ihren Gesang. Apollo sang zur Zither, und Venus bezauberte alles, indem sie dazu einen Tanz aufführte. So feierte Psyche ihre Hochzeit mit Amor, und danach wurde ihnen eine Tochter geboren, die wir Freude nennen …

Aus:
Apuleius: Amor und Psyche. Lateinisch und deutsch. Leipzig, 1965.

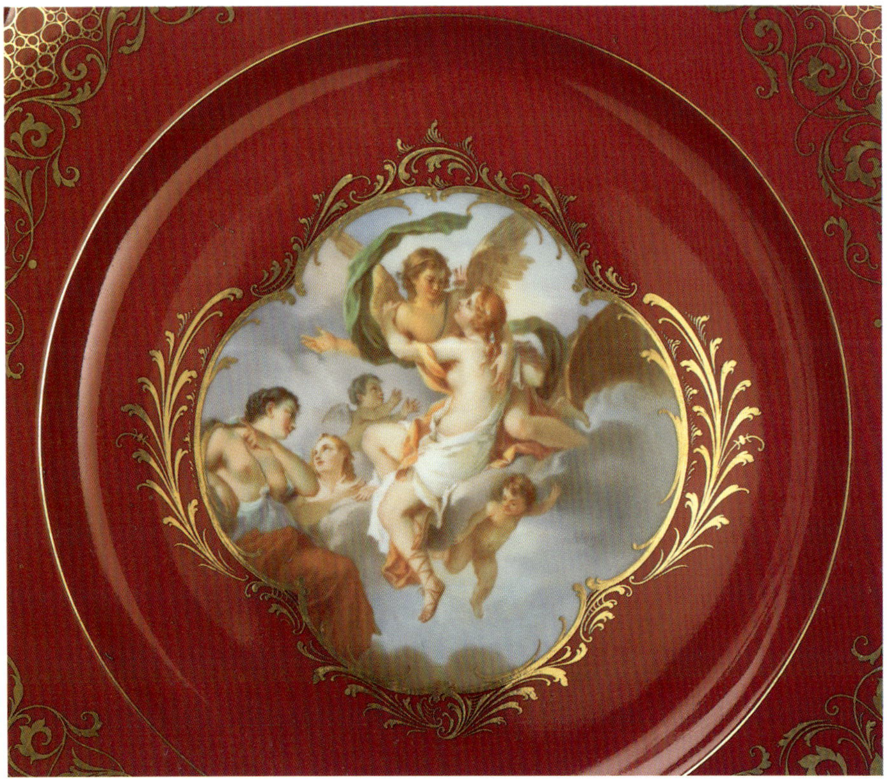

4
Wandteller mit szenischer Malerei »Amor und Psyche«, nach François Boucher
Form-Nr.: 947 (alt)
Modelljahr: um 1725
Formgestalter: unbekannt
Dekorbezeichnung: Malerei nach François Boucher
Dekor: Aufglasurfarben und Gold
Objektdatierung: um 1860
Inventar-Nr.: 10233
Durchmesser: 27 cm

5
Figurengruppe »Amor und Psyche«
Form-Nr.: D 79 (alt)
Modelljahr: um 1772
Formgestalter: unbekannt
(von Johann Carl Schönheit im April 1789 aufrepariert)
Staffage: weiß (undekoriert)
Objektdatierung: vor 1800
Inventar-Nr.: 6171
Höhe: 28 cm

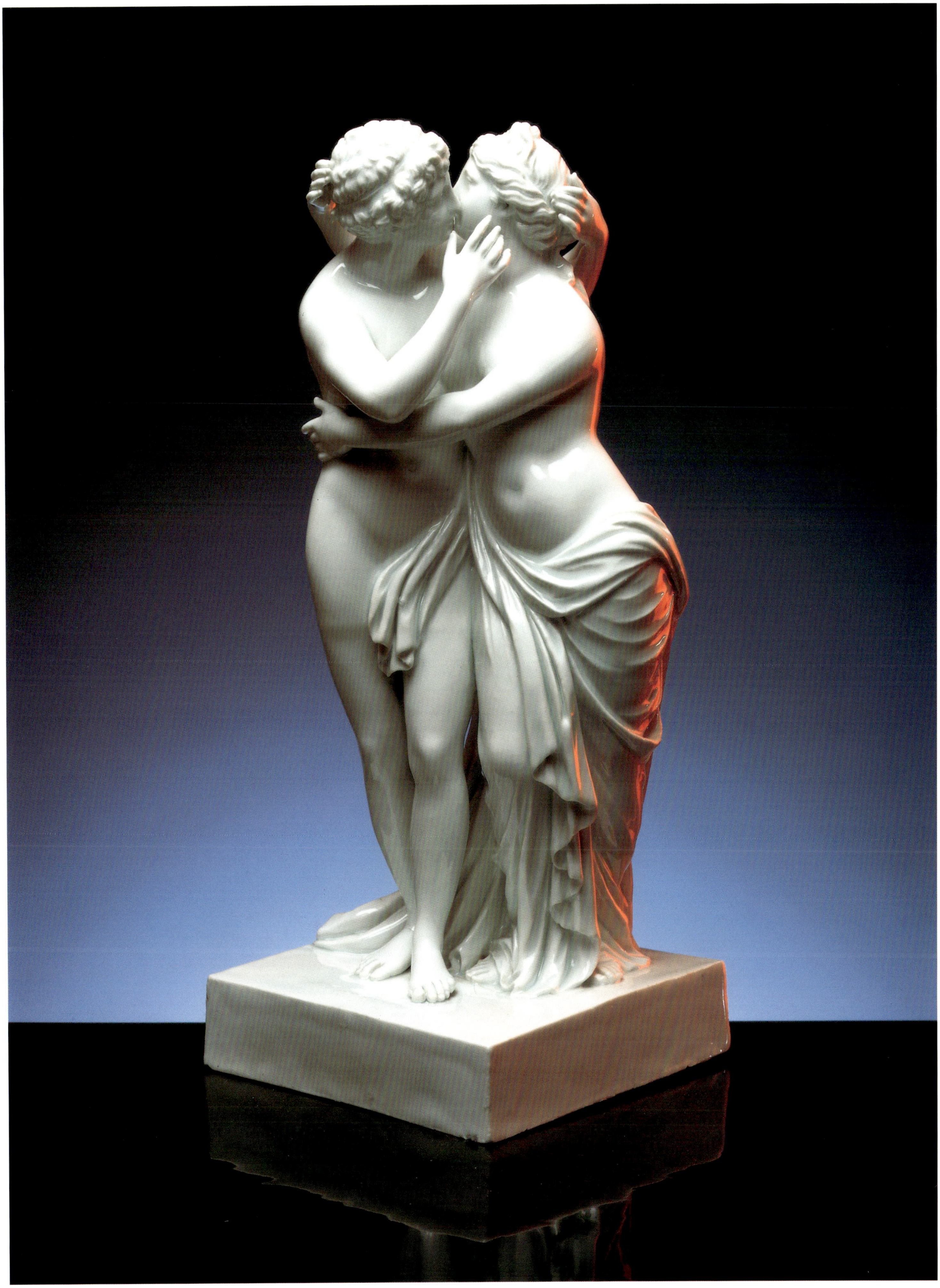

Die Bibel · Das Neue Testament

DAS EVANGELIUM NACH LUKAS · Kapitel 15

Der verlorene Sohn:

11 Und er sprach: Ein Mensch hatte zwei Söhne.
12 Und der jüngere unter ihnen sprach zu dem Vater: Gib mir, Vater, das Teil der Güter, das
mir gehört. Und er teilte ihnen das Gut.
13 Und nicht lange danach sammelte der jüngere Sohn alles zusammen und zog ferne über
Land; und daselbst brachte er sein Gut um mit Prassen.
14 Als er nun all das Seine verzehrt hatte, ward eine große Teuerung durch dasselbe ganze
Land, und er fing an zu darben
15 Und ging und hängte sich an einen Bürger desselben Landes; der schickte ihn auf seinen
Acker, die Säue zu hüten.
16 Und er begehrte, seinen Bauch zu füllen mit Trebern, die die Säue aßen; und niemand gab
sie ihm.
17 Da ging er in sich und sprach: Wie viel Tagelöhner hat mein Vater, die Brot die Fülle haben,
und ich verderbe im Hunger!
18 Ich will mich aufmachen und zu meinem Vater gehen und zu ihm sagen: Vater, ich habe
gesündigt gegen den Himmel und vor dir.
19 Ich bin hinfort nicht mehr wert, daß ich dein Sohn heiße; mache mich zu einem deiner
Tagelöhner!
20 Und er machte sich auf und kam zu seinem Vater. Da er aber noch ferne von dannen war,
sah ihn sein Vater, und es jammerte ihn, lief und fiel ihm um seinen Hals und küßte ihn.
21 Der Sohn aber sprach zu ihm: Vater, ich habe gesündigt gegen den Himmel und vor dir; ich
bin hinfort nicht mehr wert, daß ich dein Sohn heiße.
22 Aber der Vater sprach zu seinen Knechten: Bringt schnell das beste Kleid hervor und
tut es ihm an und gebet ihm einen Fingerreif an seine Hand und Schuhe an seine Füße
23 Und bringt das Kalb, das wir gemästet haben, und schlachtet's; lasset uns essen und fröh-
lich sein!
24 Denn dieser mein Sohn war tot und ist wieder lebendig geworden; er war verloren und ist
gefunden worden. Und sie fingen an, fröhlich zu sein.
25 Aber der ältere Sohn war auf dem Felde. Und als er nahe zum Hause kam, hörte er das Sin-
gen und den Reigen
26 Und rief zu sich der Knechte einen und fragte, was das wäre.
27 Der aber sagte ihm: Dein Bruder ist gekommen, und dein Vater hat das gemästete Kalb
geschlachtet, weil er ihn gesund wieder hat.
28 Da ward er zornig und wollte nicht hineingehen. Da ging sein Vater heraus und bat ihn.
29 Er aber antwortete und sprach zum Vater: Siehe, so viel Jahre diene ich dir und habe dein
Gebot noch nie übertreten; und du hast mir nie einen Bock gegeben, daß ich mit meinen
Freunden fröhlich wäre.
30 Nun aber dieser dein Sohn gekommen ist, der dein Gut mit Dirnen verpraßt hat, hast du
ihm das gemästete Kalb geschlachtet.

Aus:
Die Bibel oder die
ganze Heilige Schrift des
Alten und Neuen Testaments
nach der Übersetzung
Martin Luthers.
Berlin; Altenburg, 1982.

6
Figurengruppe
»Der verlorene Sohn«
Form-Nr.: T 208 (alt)
Modelljahr: 1958
Formgestalter:
Friedrich Press
Staffage: weiß
(mit Weißstempel)
Objektdatierung: 1958
Inventar-Nr.: 3443
Höhe: 22 cm

31 Er aber sprach zu ihm: Mein Sohn, du bist allezeit bei mir, und alles, was mein ist, das
ist dein.
32 Du solltest aber fröhlich und guten Mutes sein; denn dieser dein Bruder war tot und ist wie-
der lebendig geworden, er war verloren und ist wiedergefunden.

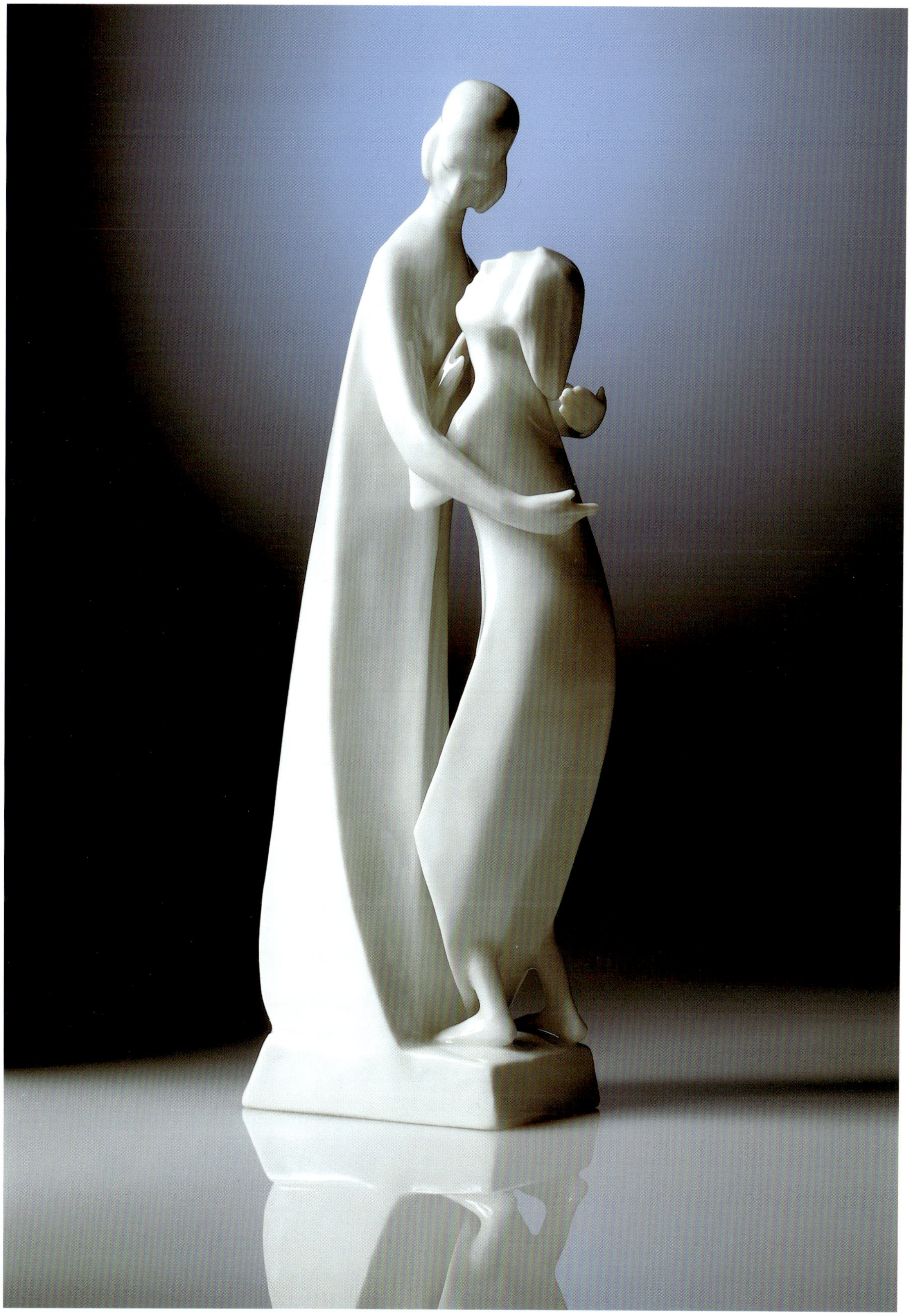

Die Weisen aus dem Morgenland:

1 Da Jesus geboren war zu Bethlehem im jüdischen Lande zur Zeit des Königs Herodes, siehe, da kamen Weise vom Morgenland nach Jerusalem und sprachen:
2 Wo ist der neugeborene König der Juden? Wir haben seinen Stern gesehen im Morgenland und sind gekommen, ihn anzubeten.
3 Da das der König Herodes hörte, erschrak er und mit ihm das ganze Jerusalem
4 Und ließ versammeln alle Hohenpriester und Schriftgelehrten unter dem Volk und erforschte von ihnen, wo der Christus sollte geboren werden.
5 Und sie sagten ihm: Zu Bethlehem im jüdischen Lande; denn also steht geschrieben durch den Propheten (Micha 5,1):
6 »Und du Bethlehem im jüdischen Lande bist mitnichten die kleinste unter den Städten in Juda; denn aus dir soll mir kommen der Herzog, der über mein Volk Israel ein Herr sei.«
7 Da berief Herodes die Weisen heimlich und erkundete mit Fleiß von ihnen, wann der Stern erschienen wäre,
8 Und wies sie nach Bethlehem und sprach: Ziehet hin und forschet fleißig nach dem Kindlein; und wenn ihr's findet, so sagt mir's wieder, daß ich auch komme und es anbete.
9 Als sie nun den König gehört hatten, zogen sie hin. Und siehe, der Stern, den sie im Morgenland gesehen hatten, ging vor ihnen hin, bis daß er kam und stand oben über, wo das Kindlein war.
10 Da sie den Stern sahen, wurden sie hoch erfreut
11 Und gingen in das Haus und fanden das Kindlein mit Maria, seiner Mutter, und fielen nieder und beteten es an und taten ihre Schätze auf und schenkten ihm Gold, Weihrauch und Myrrhe.
12 Und Gott befahl ihnen im Traum, daß sie nicht sollten wieder zu Herodes gehen, und sie zogen auf einem andern Weg wieder in ihr Land.

Aus:
Die Bibel oder die ganze Heilige Schrift des Alten und Neuen Testaments nach der Übersetzung Martin Luthers.
Berlin; Altenburg, 1982.

7
Drei Leuchter
(»Heilige Drei Könige« bzw. »Drei Weise aus dem Morgenland«) mit Lichterkränzen aus Messing
Form-Nr.:
T 197 c (alt) – links
T 197 a (alt) – Mitte
T 197 b (alt) – rechts
Modelljahr: 1903
Formgestalter:
Erich Kleinhempel
Staffage: Aufglasurfarben und Gold
Objektdatierung: 1903
Inventar-Nrn.:
3967 Balthasar, 3966 Melchior, 3965 Caspar, Leuchterfuß 1990 restauriert
Höhe: 53 cm
(mit Lichterkranz)

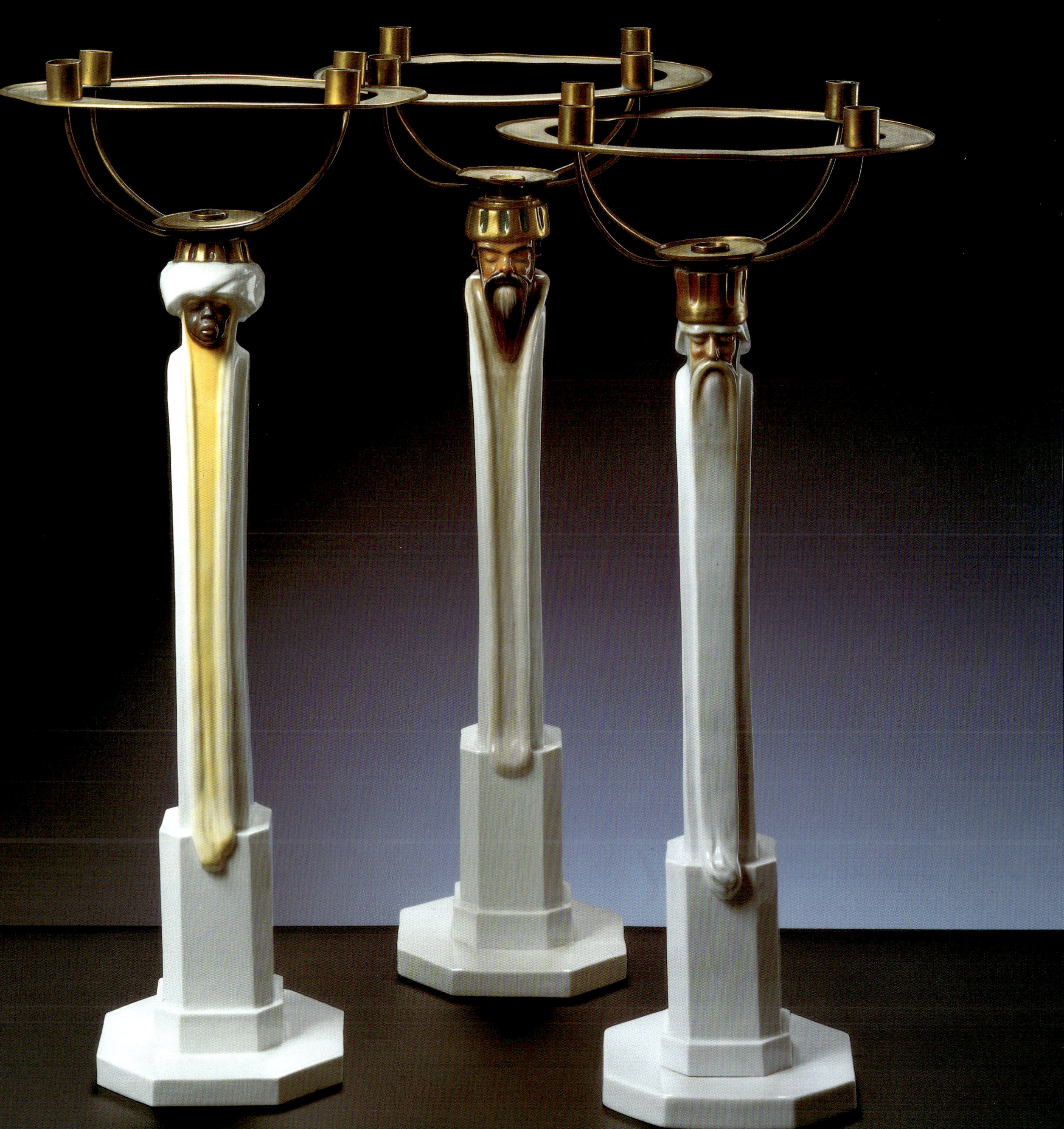

Brecht, Bertolt (1898 - 1956)

DIE DREIGROSCHENOPER

Mac:
Siehst du den Mond über Soho?
Polly:
Ich sehe ihn, Lieber. Fühlst du mein Herz schlagen, Geliebter?
Mac:
Ich fühle es, Geliebte.
Polly:
Wo du hingehst, da will auch ich hingehen.
Mac:
Und wo du bleibst, da will auch ich sein.
Beide (singen):
Und gibt's auch kein Schriftstück vom Standesamt
Und keine Blume auf dem Altar
Und weiß ich auch nicht, woher dein Brautkleid stammt
Und ist keine Myrte im Haar –
Der Teller, von welchem du issest dein Brot
Schau ihn nicht lange an, wirf ihn fort!
Die Liebe dauert oder dauert nicht
An dem oder jenem Ort.

Aus:
Brecht, Bertolt:
Werke in fünf Bänden.
Stücke I,
Die Dreigroschenoper.
Berlin, 1973.

8
Zwei Figuren »Polly« (li.)
und »Mackie« (re.) aus
»Hochzeit des Mackie«
Form-Nr.:
(li.) X 253 (alt); 60452 (neu)
(re.) X 252 (alt); 60451 (neu)
Modelljahr: 1970
Formgestalter: Peter Strang
Staffagegestalter:
Heinz Werner
Staffage: Aufglasurfarben
und Platin (li.),
Aufglasurfarben
und Gold (re.)
Objektdatierung:
1970 (li.), 1970 (re.,
geritzt Peter Strang '70)
Inventar-Nrn.:
5768 (li.), 5769 (re.)
Höhe:
19 cm (li.), 21 cm (re.)

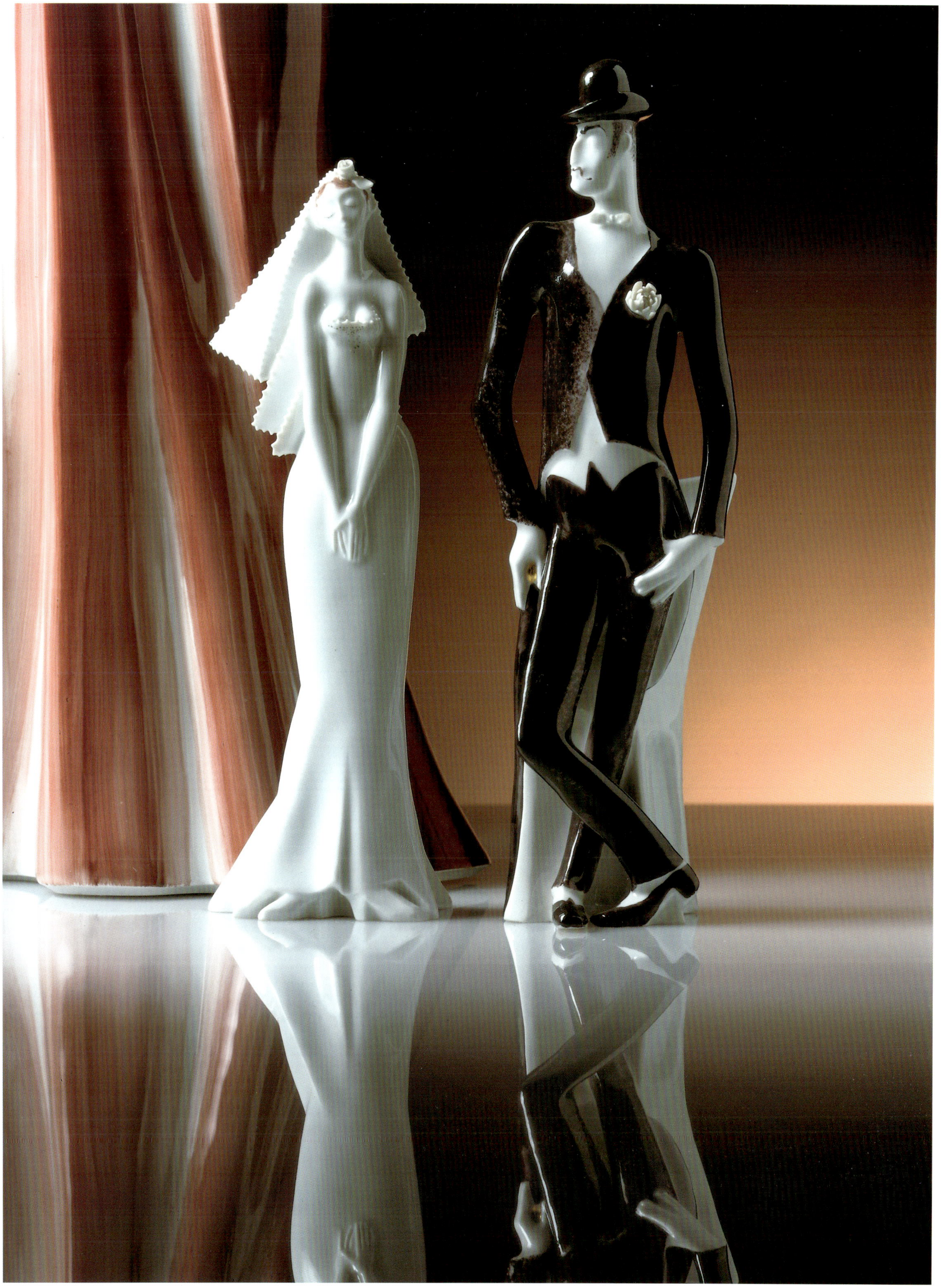

Brockes, Barthold Hinrich (1680–1747)

GEDANCKEN AUF DEN SCHNUPFF-TOBACK

Wann ich offtermahls mit andern selber Schnupff-Toback genommen,
Bin ich je zuweilen wol auf die Gedancken kommen:
Was für Ursach uns doch treibe, zum Vergnügen, Staub zu wehlen?
Man erkaufft ihn, trägt ihn bey sich, braucht ihn öffters, reicht ihn gar,
Aus gantz seltner Höflichkeit, ungefodert andern dar.
Ja, was wunderns wehrt, man nahet ihn zum Hirn, dem Sitz der Seelen:
Recht, als suche man mit ihm den Verstand selbst zu vermählen.
Scheint es nicht, als wenn der Trieb uns dadurch erinnern wolle.
Daß die Seele diese Wahrheit öffters überlegen solle:
Lieber Mensch, du selber bist Staub, und stammest aus der Erden,
Wirst auch, eh du dichs versiehst, wieder Staub und Erden werden!

Aus:
Brockes, Barthold Hinrich:
Im grünen Feuer glüht das Laub. Ausgewählte Gedichte. Weimar, 1975;
entnommen: Irdisches Vergnügen in Gott, bestehend in Physicalisch- und Moralischen Gedichten. Dritter Teil. Dritte Auflage, zum Druck befördert von Johann George Hamann. Hamburg, bei König und Richter, 1736 (zuerst 1728).

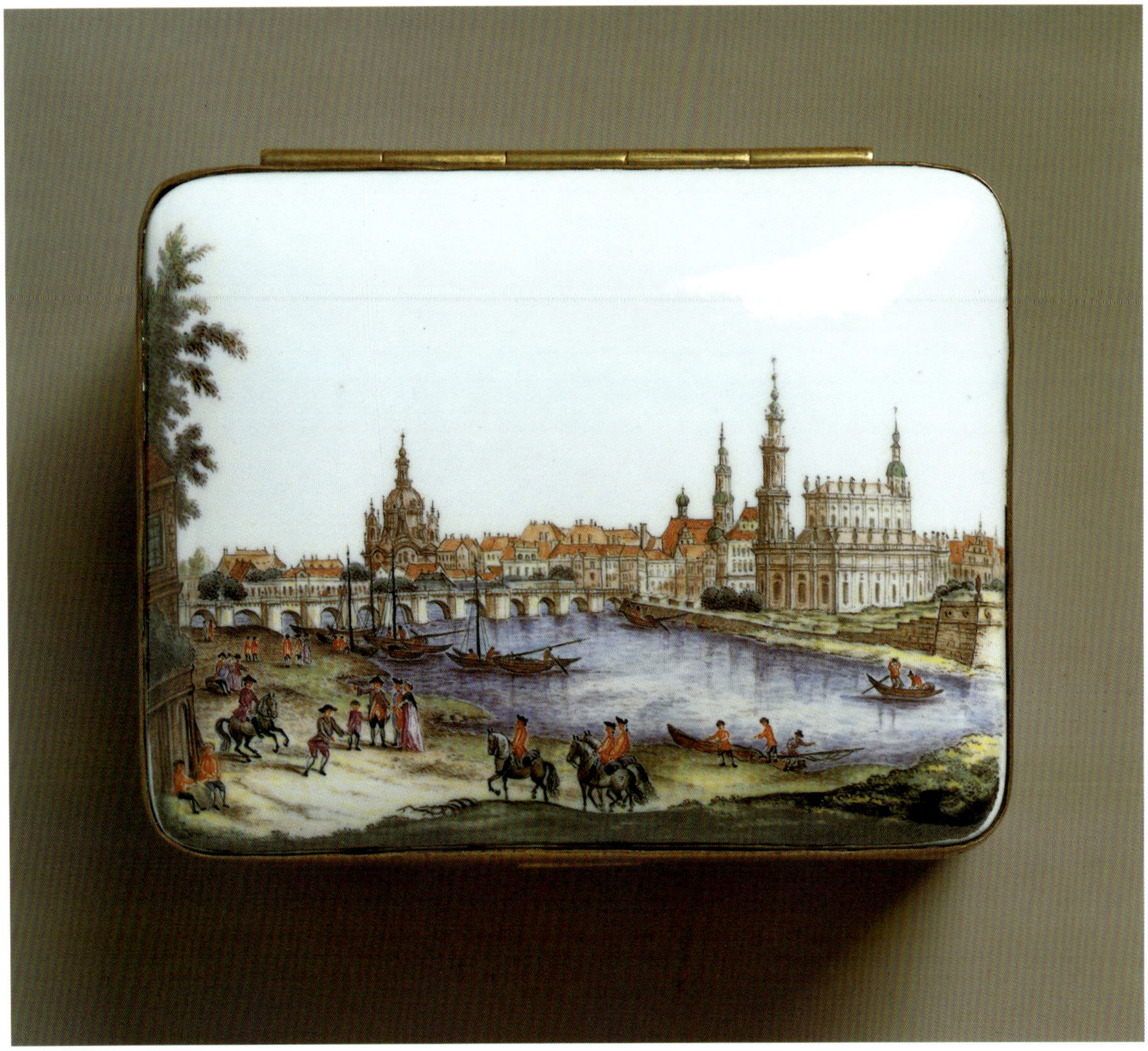

9
Tabatiere
Form-Nr.:
387 (alt), 52596 (neu)
Modelljahr: um 1745
Formgestalter: unbekannt
Dekor-Nr.: 299501 (neu)
Dekorbezeichnung:
Städteansichten nach grafischen Vorlagen (außen),
Kaffee trinkende Dame (innen)
Dekor: Aufglasurfarben und Gold
Objektdatierung: um 1900 (Dose), 1980 (Malerei)
Inventar-Nr.: 17451
Höhe: 4,7 cm
Breite: 9 cm
Tiefe: 7,2 cm

Brockes, Barthold Hinrich (1680–1747)

DIE SCHNEE-BALL-BLUHME

Aus:
Brockes, Barthold Hinrich:
Im grünen Feuer glüht das Laub. Ausgewählte Gedichte. Weimar, 1975;
entnommen: Irdisches Vergnügen in Gott, bestehend aus Physicalisch- und Moralischen Gedichten. Vierter Teil, mit einer Vorrede zum Druck befördert von Michael Richey, Zweite Auflage, Hamburg, bei König und Richter, 1735 (zuerst 1732).

Wie ist mir? seh ich recht? ich seh,
Im schwülen Strahl der Sonnen, Schnee,
Und zwar recht als in runden Ballen,
Auf grün belaubten Zweigen wallen.
Kann Schnee sich mit der Gluth, und Laub mit Schnee vertragen?
So deucht mich, hatt' ich recht zu fragen,
Als ich dein blendend weiß, geliebte Bluhme,
Die man mit Recht, vom Schnee-Ball, Schnee-Ball heisst,
Mit einem inniglich gerührten Geist,
In meiner Lust, zu deines Schöpfers Ruhme,
Mit aufmercksamen Aug' erblickte.

Du schöner Bluhmen-Baum, du zeigst, in deiner Zier,
Die Weisheit, Macht und Huld desjenigen, so dir
Dein Wesen mitgetheilt, der dich so lieblich schmückte:
Und dieß ergetzet mich. Nicht nur die Seele spüret,
Daß sie in Andachts-Strahl, ein Trieb zur Unschuld rühret,
Dem Schöpfer, so wie mir dein unbefleckter Schein
Gefällt, in reinem Glantz gefällig auch zu seyn.

Ach! laß, o ewigs Gut, mein brünstiges Verlangen
Von Dir erhöret seyn: weil wir so gar das Wollen,
Dasjenige zu thun, was wir verrichten sollen,
Nicht haben, wo wir es von Dir nicht auch empfangen!

Nachdem ich nun hierauf verschiedene gepflücket,
Um ihre Bildung recht zu sehn,
Und wie sie von der Hand der bildenden Natur
So Circul-rund, als wie ein Ball, gedrücket;
Erblickt' ich, voller Lust, nicht nur,
Daß von dem Stengel sich fünf Haupt-Zweig' artig strecken.
Ein ieder theilte sich in eben so viel Ecken,
Und iede breitete von neuen
Sich in fünf Stengelchen, auf deren iedem denn
Ein Blümchen mit fünf Blätterchen,
Die so an Form als Farbe schön,
Unmittelbar, und ohne Kelch, zu sehn,
Und die, da alle gleiche weit
Von ihrem Mittel-Punct entfernet stehen,
Ich in so angenehm-vollkommener Ründe

Mit sonderbarer Anmuth finde.
Von ungemeiner Lieblichkeit
Ist dieser Bluhmen Weiß. Es bricht
(Da ihre Blätterchen so zart, und doch so dicht,
Indem zweyhundert achtzig Bluhmen
Auf vierzehn hundert Blätter zeigen,
Die sich auf manche Weise beugen)
Auf manche Weise sich das Licht:
Wodurch wir, da bey so viel Höhen
Die ein Schnee-weisser Glantz bestrahlt,
Auch eben so viel Tieffen sehen,
Die ein fast ja so weiß- und heller Schatten mahlt;
Ja der kein Schatten fast mit Recht zu heissen.
Ein nur gelinders Licht, erzeugt aus sanfterm Weissen,
Womit ein lieblich Grün sich mischet,
Macht unserem Gesicht
Solch eine süsse Dämmerung,
Die unser Aug' ergetzet und erfrischet.
Aus dieser Dunckelheit so holder Farb', entsprung
In meiner Seel' ein helles Freuden-Licht.

10
»Runde Dose mit Deckel« (li.) und »Flaschenförmiges Gefäß mit Stöpsel« (re.) mit Schneeballblütenbelag
Form-Nr.: 26 (li.), 1 (re.); (alt)
Modelljahr: um 1739
Formgestalter: Johann Joachim Kaendler
Dekorbezeichnung: Schneeballblütenbelag
Dekor: Aufglasurfarben und Gold
Objektdatierung: um 1750
Inventar-Nrn.: 3103 (li.), 17561 (re.)
Höhe: 16 cm (li.), 39 cm (re.)
Durchmesser: 20,5 cm (li.)

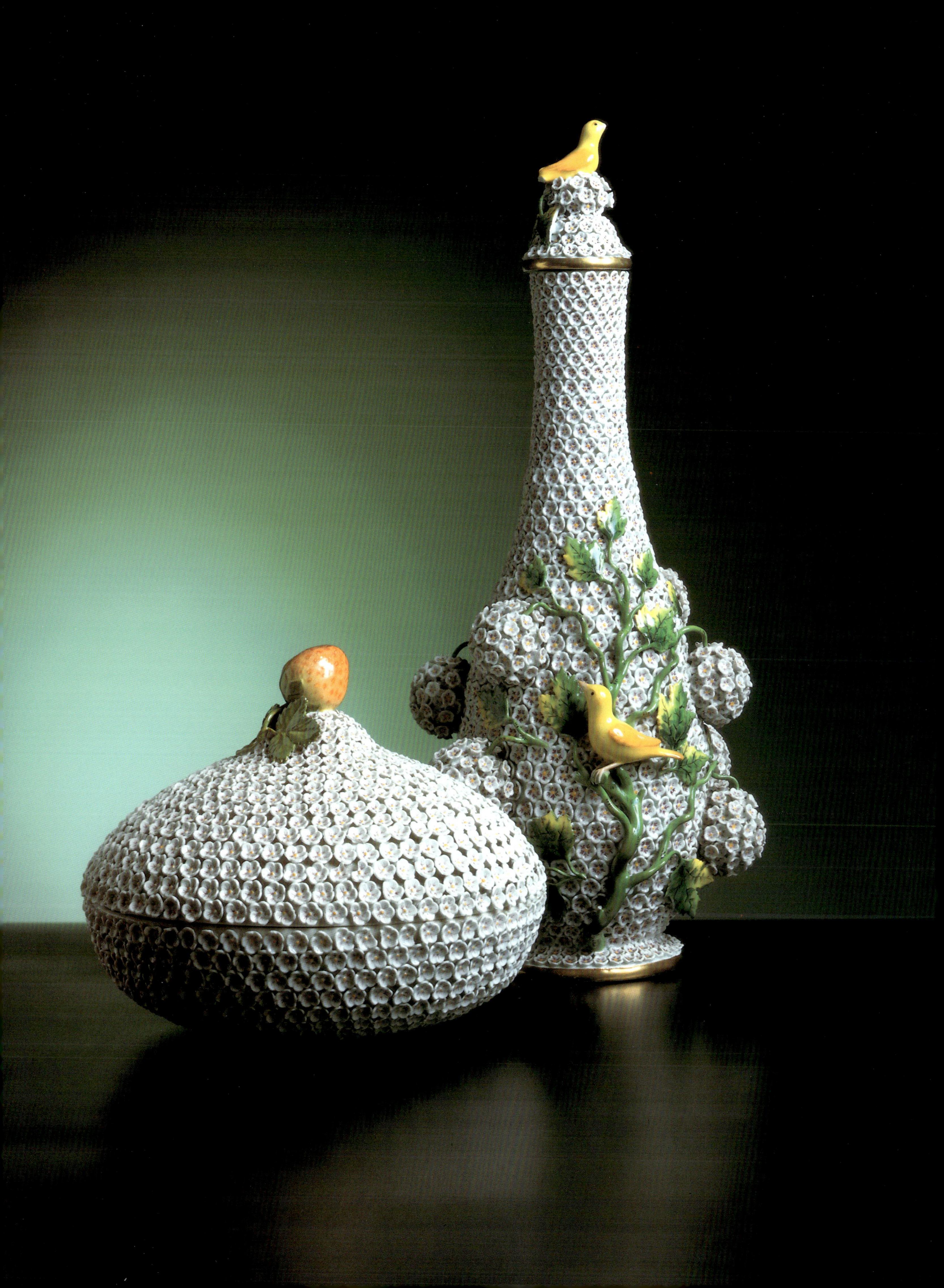

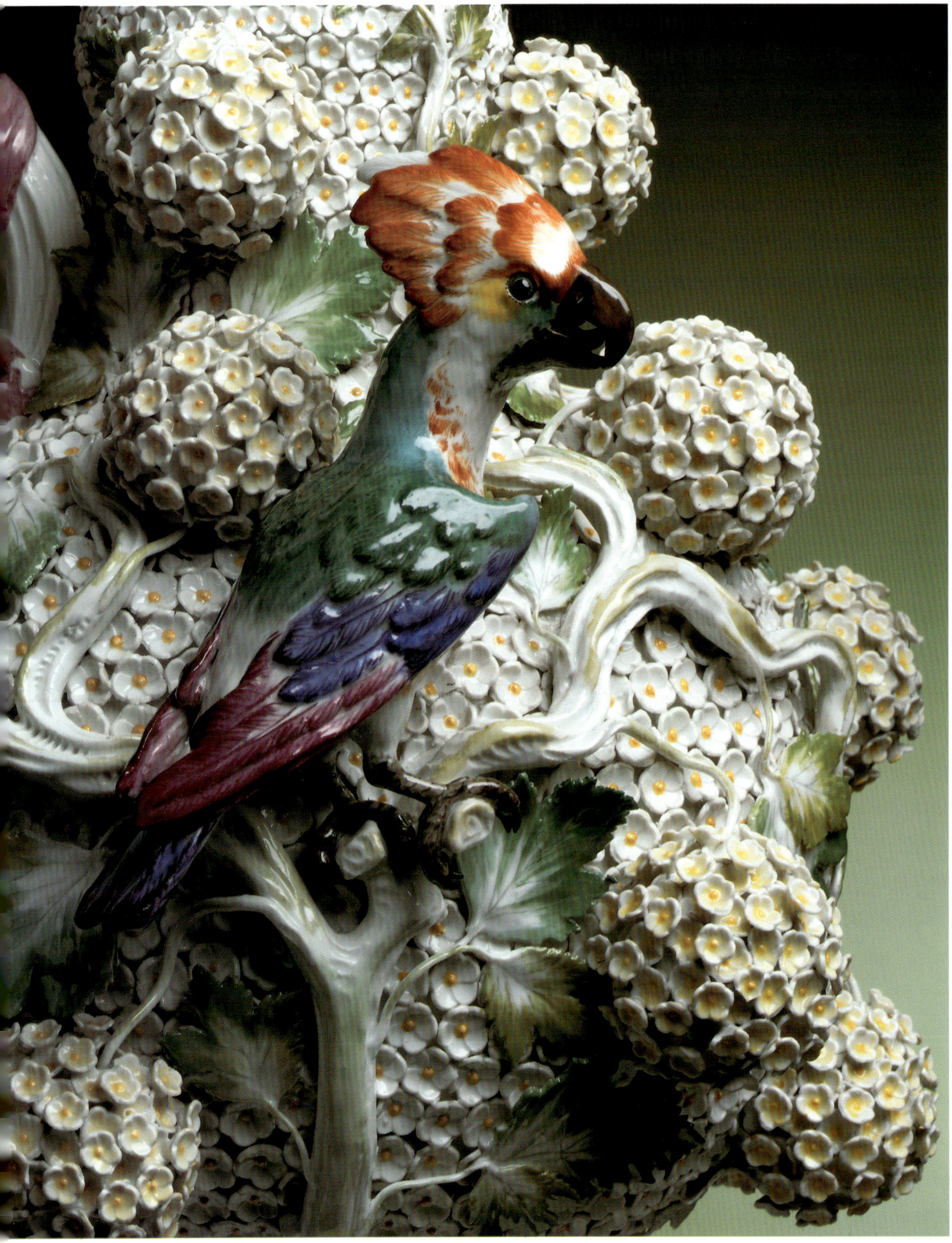

11
Detail aus einer Kaminvase mit Schneeballblütenbelag und Vögel
Form-Nr.: 320 (alt)
Modelljahr: 1739
Formgestalter: Johann Joachim Kaendler
Staffage: Aufglasurfarben und Gold
Objektdatierung: um 1860
Inventar-Nr.: 4716
Höhe: 61 cm

Bürger, Gottfried August (1747 – 1794)

WUNDERBARE REISE ZU WASSER UND ZU LANDE … DES FREIHERRN VON MÜNCHHAUSEN

Aus:
Bürger, Gottfried August: Werke und Briefe. Auswahl. – Wunderbare Reisen zu Wasser und Lande. Feldzüge und lustige Abenteuer des Freiherrn von Münchhausen wie er dieselben bei der Flasche im Zirkel seiner Freunde selbst zu erzählen pflegt. Leipzig, 1958.

Die Hirschjagd:

Sie haben unstreitig, meine Herren, von dem Heiligen und Schutzpatron der Weidmänner und Schützen, St.Hubert, nicht minder auch von dem stattlichen Hirsche gehört, der ihm einst im Walde aufstieß …

Doch lassen Sie sich vielmehr erzählen, was ich mit meinen eigenen Augen sah. Einst, als ich all mein Blei verschossen hatte, stieß mir, ganz wider mein Vermuten, der stattlichste Hirsch von der Welt auf. Er blickte mir so, mir nichts, ins Auge, als ob er's auswendig gewußt hätte, daß mein Beutel leer war. Augenblicklich lud ich indessen meine Flinte mit Pulver und darüber her eine ganze Hand voll Kirschsteine, wovon ich, so hurtig sich das tun ließ, das Fleisch abgezogen hatte. Und so gab ich ihm die volle Ladung mitten auf seine Stirn zwischen das Geweihe. Der Schuß betäubte ihn zwar – er taumelte – machte sich aber doch aus dem Staube. Ein oder zwei Jahre darnach war ich in eben demselben Walde auf der Jagd; und siehe! zum Vorschein kam ein stattlicher Hirsch, mit einem voll ausgewachsenen Kirschbaume, mehr denn zehn Fuß hoch, zwischen seinem Geweihe. Mir fiel gleich von voriges Abenteuer wieder ein; ich betrachtete den Hirsch als mein längst wohl erworbenes Eigentum, und legte ihn mit einem Schusse zu Boden, wodurch ich dann auf einmal an Braten und Kirschtunke zugleich geriet. Denn der Baum hing reichlich voll Früchte, die ich in meinem ganzen Leben so delikat nicht gegessen hatte …

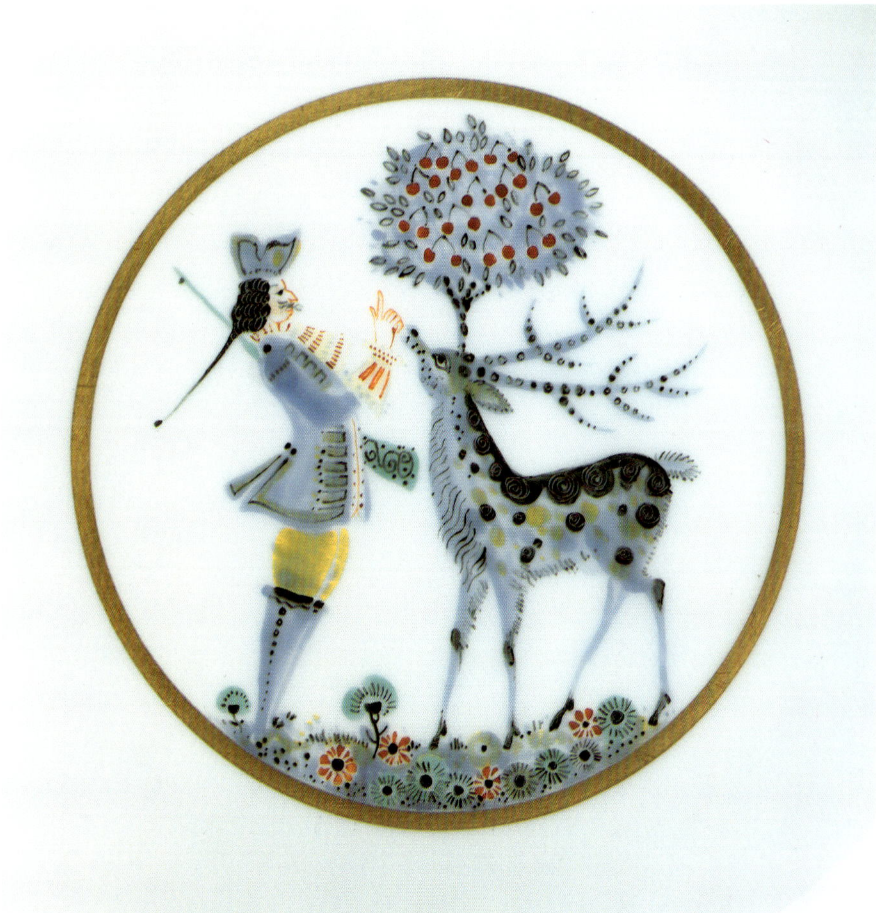

12
Detail von einem Kuchenteller mit Motiv »Hirschszene«
Form-Nr.: 611 (alt), 20501 (neu)
Modelljahr: 1961/1963
Formgestalter: Erhard Großer, Alexander Struck, Ludwig Zepner
Dekor-Nr.: 1312 a (alt), 684053 (neu)
Dekorgestalter: Heinz Werner
Dekorbezeichnung: »Münchhausens Abenteuer«
Dekor: Aufglasurfarben und Gold
Objektdatierung: 1968
Inventar-Nr.: 5715
Durchmesser: 18,7 cm

Bürger, Gottfried August (1747 - 1794)

WUNDERBARE REISE ZU WASSER UND ZU LANDE ... DES FREIHERRN VON MÜNCHHAUSEN

Der Kanonenkugel-Ritt:

Aus:
Bürger, Gottfried August: Werke und Briefe. Auswahl. – Wunderbare Reisen zu Wasser und zu Lande. Feldzüge und lustige Abenteuer des Freiherrn von Münchhausen wie er dieselben bei der Flasche im Zirkel seiner Freunde selbst zu erzählen pflegt. Leipzig, 1958.

Einem Manne, meine Herren, der einen Gaul, wie mein Litauer war, zu reiten vermochte, können Sie auch wohl noch ein anderes Voltigir- und Reiterstückchen zutrauen, welches außerdem vielleicht ein wenig fabelhaft klingen möchte. Wir belagerten nämlich, ich weiß nicht mehr welche Stadt, und dem Feldmarschall war ganz erstaunlich viel an genauer Kundschaft gelegen, wie die Sachen in der Festung stünden. Es schien äußerst schwer, ja fast unmöglich, durch alle Vorposten, Wachen und Festungswerke hinein zu gelangen, auch war eben kein tüchtiges Subjekt vorhanden, wodurch man so was glücklich auszurichten hätte hoffen können. Vor Mut und Diensteifer fast ein wenig allzu rasch, stellte ich mich neben eine der größten Kanonen, die so eben nach der Festung abgefeuert ward, und sprang im Hui auf die Kugel, in der Absicht, mich in die Festung hineintragen zu lassen. Als ich aber halbweges durch die Luft geritten war, stiegen mir allerlei nicht unerhebliche Bedenklichkeiten zu Kopfe. »Hum«, dachte ich, »hinein kommst du nun wohl, allein wie hernach sogleich wieder heraus? Und wie kann's dir in der Festung ergehen? Man wird dich sogleich als einen Spion erkennen und an den nächsten Galgen hängen.« Ein solches Bette der Ehren wollte ich mir denn doch wohl verbitten. Nach diesen und ähnlichen Betrachtungen entschloß ich mich kurz, nahm die glückliche Gelegenheit wahr, als eine Kanonenkugel aus der Festung einige Schritte weit von mir vorüber nach unserm Lager flog, sprang von der meinigen auf diese hinüber, und kam, zwar unverrichteter Sache, jedoch wohlbehalten bei den lieben Unsrigen wieder an ...

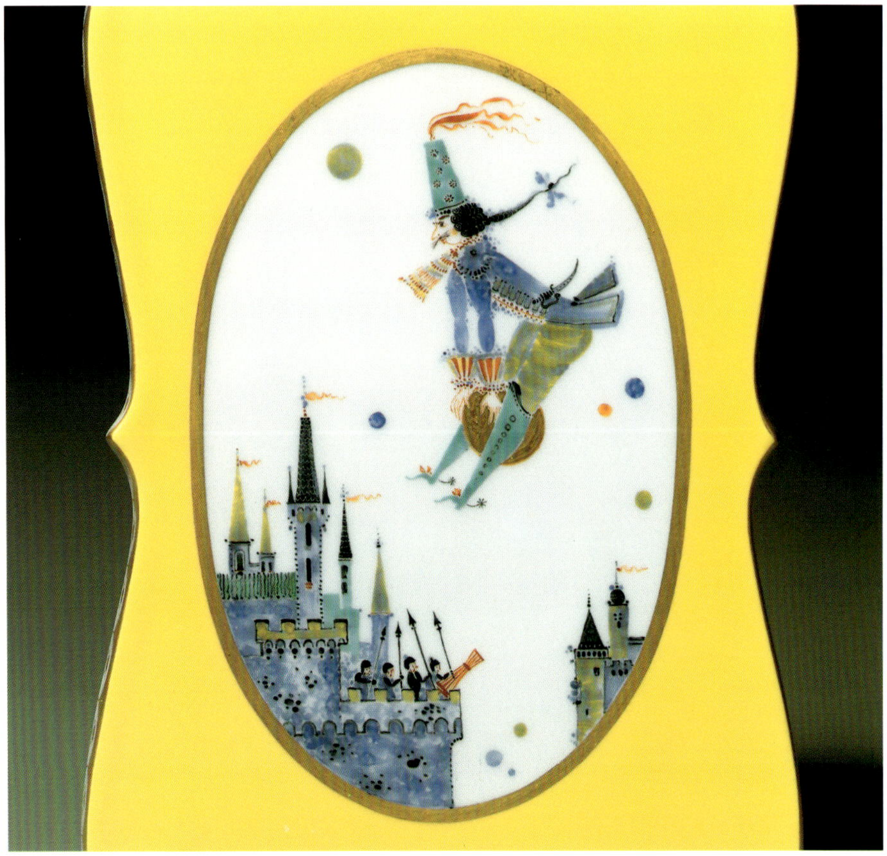

13
Schneidebrett (Brotbrett) mit Motiv »Kanonenkugel-Ritt«
Form-Nr.:
6902 (alt), 23231 (neu)
Modelljahr: 1961
Formgestalter:
Ludwig Zepner
Dekor-Nr.:
1312 a (alt), 684053 (neu)
Dekorgestalter: Heinz Werner
Dekorbezeichnung:
»Münchhausens Abenteuer«
Dekor: Aufglasurfarben und Gold
Objektdatierung: 1975
Inventar-Nr.: 5618
Höhe: 25 cm
Breite: 14 cm

14
Figur »Münchhausen auf der Kanonenkugel«
Form-Nr.:
0 282 (alt), 73343 (neu)
Modelljahr: 1946
Form- und Staffagegestalter:
Alexander Struck
Staffage: Aufglasurfarben und Gold
Objektdatierung: 1947
Inventar-Nr.: 4865
Höhe: 37,5 cm
(mit Holzunterteil)

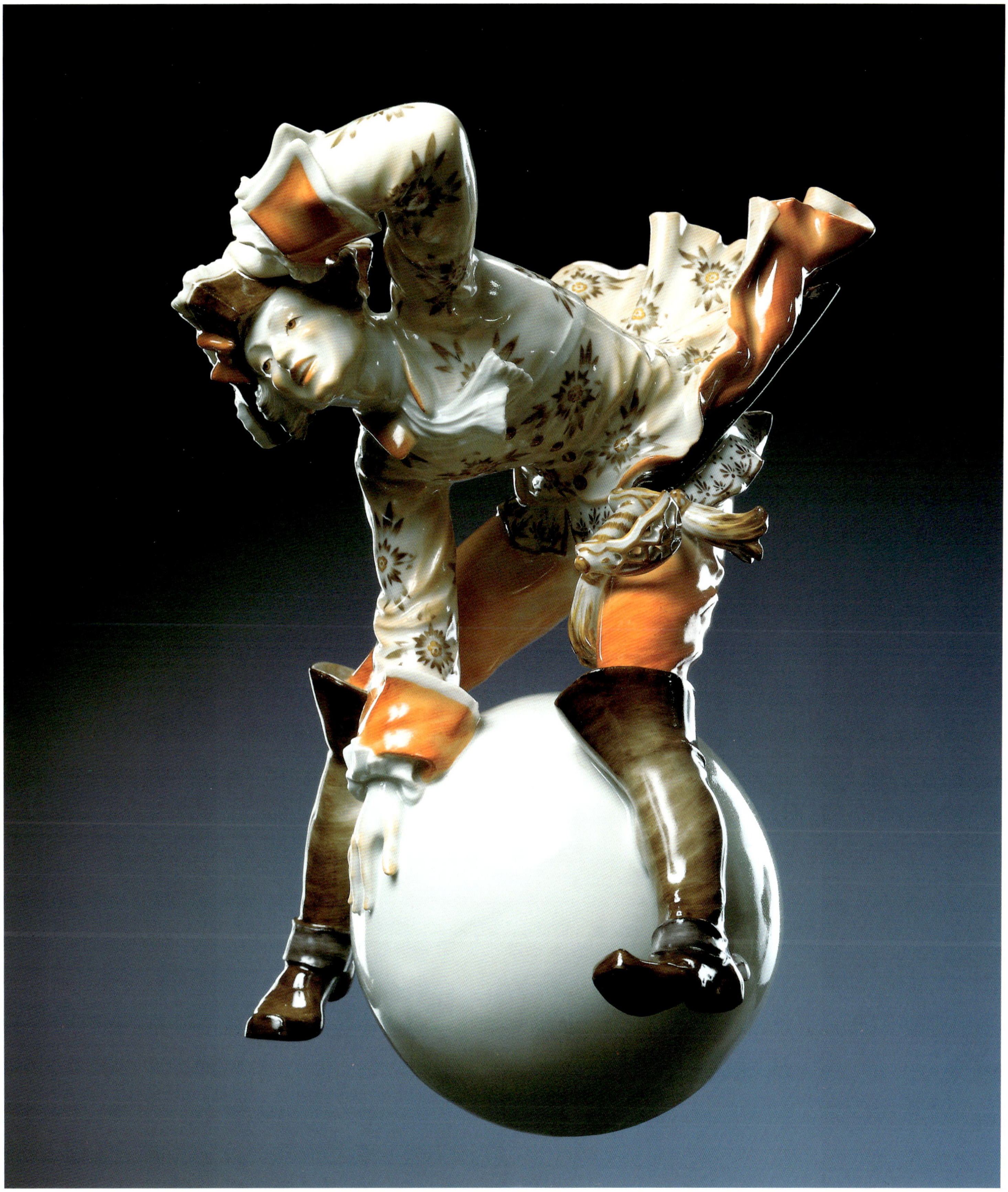

Bürger, Gottfried August (1747 - 1794)

WUNDERBARE REISE ZU WASSER UND ZU LANDE ... DES FREIHERRN VON MÜNCHHAUSEN

Die Wildschweinjagd:

Zufall und gutes Glück machen oft manchen Fehler wieder gut. Davon erlebte ich bald nach diesem ein Beispiel, als ich mitten im tiefsten Walde einen wilden Frischling und eine Bache dicht hintereinander hertraben sah. Meine Kugel hatte gefehlt. Gleichwohl lief der Frischling vorn ganz allein weg, und die Bache blieb stehen, ohne Bewegung, als ob sie an den Boden festgenagelt gewesen wäre. Wie ich das Ding näher untersuchte, so fand ich, daß es eine blinde Bache war, die ihres Frischlings Schwänzlein im Rachen hielt, um von ihm aus kindlicher Pflicht fürbaß geleitet zu werden. Da nun meine Kugel zwischen beide hindurch gefahren war, so hatte sie diesen Leitzaum zerrissen, wovon die alte Bache das eine Ende noch immer kauete. Da nun ihr Leiter sie nicht weiter vorwärts gezogen hatte, so war sie stehen geblieben. Ich ergriff daher das übrig gebliebene Endchen von des Frischlings Schwanze und leitete daran das alte hilflose Tier ganz ohne Mühe und Widerstand nach Hause.

So fürchterlich diese wilden Bachen oft sind, so sind die Keiler doch weit grausamer und gefährlicher. Ich traf einst einen im Walde an, als ich unglücklicher Weise weder auf Angriff noch Verteidigung gefaßt war. Mit genauer Not konnte ich noch hinter einen Baum schlüpfen, als die wütende Bestie aus Leibeskräften einen Seitenhieb nach mir tat. Dafür fuhren aber auch seine Hauer dergestalt in den Baum hinein, daß er weder im stande war, sie sogleich wieder herauszuziehen, noch den Hieb zu wiederholen. – »Ha ha!«, dachte ich, »nun wollen wir dich bald kriegen!« – Flugs nahm ich einen Stein, hammerte noch vollends damit drauf los, und nietete seine Hauer dergestalt um, daß er ganz und gar nicht wieder loskommen konnte. So mußte er sich denn nun gedulden, bis ich vom nächsten Dorfe Karren und Stricke herbeigeholt hatte, um ihn lebendig und wohlbehalten nach Hause zu schaffen, welches auch ganz vortrefflich von statten ging ...

Aus:
Bürger, Gottfried August: Werke und Briefe. Auswahl. – Wunderbare Reisen zu Wasser und zu Lande. Feldzüge und lustige Abenteuer des Freiherrn von Münchhausen wie er dieselben bei der Flasche im Zirkel seiner Freunde selbst zu erzählen pflegt. Leipzig, 1958.

15
Kuchenteller mit Motiv »Keilerszene«
Form-Nr.: 611 (alt), 20501 (neu)
Modelljahr: 1961/1963
Formgestalter: Erhard Großer, Alexander Struck, Ludwig Zepner
Dekor-Nr.: 1312 a (alt), 684053 (neu)
Dekorgestalter: Heinz Werner
Dekorbezeichnung: »Münchhausens Abenteuer«
Dekor: Aufglasurfarben und Gold
Objektdatierung: 1975
Inventar-Nr.: 11738
Durchmesser: 18,7 cm

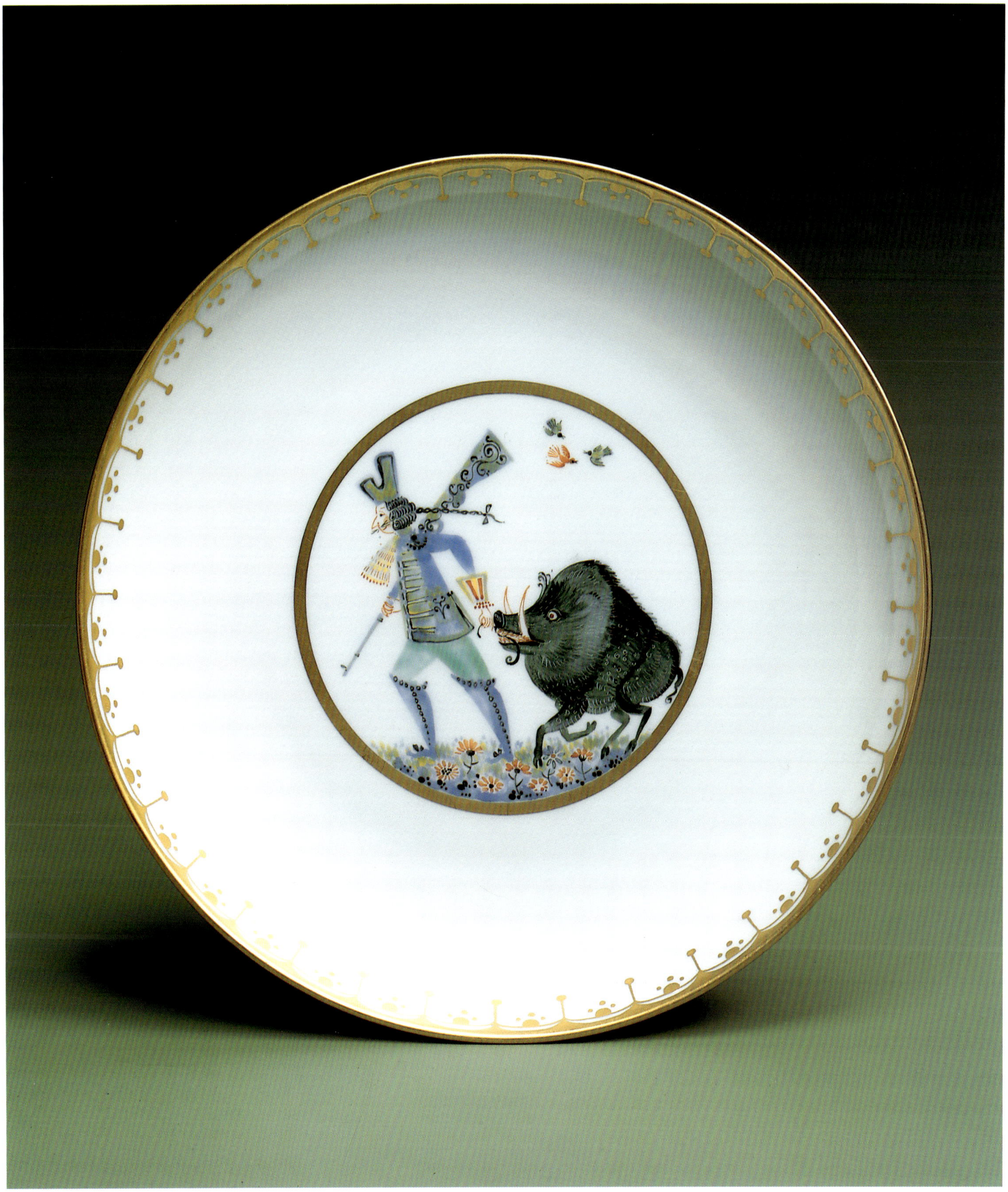

Cervantes Saavedra, Miguel de (1547–1616)

LEBEN UND TATEN DES SCHARFSINNIGEN EDLEN DON QUIXOTE VON LA MANCHA

Er ist ein Mann von langer Statur, dürr im Gesicht, von brauner Farbe, mit vermischten grauen und braunen Haaren, einer Adlernase, die etwas gekrümmt ist, einem großen schwarzen herabhängenden Zwickelbart. Er streift unter dem Namen des Ritters von der traurigen Gestalt umher, und hat zum Stallmeister einen Bauer, mit Namen Sancho Pansa. Er belastet den Rücken und regiert den Zaum eines berühmten Rosses, Rosinante genannt; und endlich hat er zur Gebieterin seines Willens eine gewisse Dulcinea von Toboso, sonst Aldonza Lorenzo genannt, wie ich die meinige, da sie Casilda heißt und aus Andalusien ist, Casildea von Vandalia nenne. Sind alle diese Beweise noch nicht hinreichend, um die Wahrheit meiner Aussage zu bestätigen, so ist hier mein Schwert, welches mir bei der Ungläubigkeit selbst Glauben verschaffen soll.

Seid ruhig, Herr Ritter, sagte Don Quixote, und hört das an, was ich Euch zu sagen willens bin. Ihr müßt wissen, daß dieser Don Quixote, von dem Ihr sprecht, mein bester Freund ist, den ich auf dieser Welt habe, und zwar so sehr, daß ich wohl behaupten könnte, er diene mir statt meiner eignen Person. Nach der genauen und pünktlichen Beschreibung, die Ihr mir von ihm gegeben habt, muß ich glauben, daß er derselbe sei, welchen Ihr überwunden habt; von der andern Seite aber sehe ich es mit den Augen und greife es mit den Händen, daß er unmöglich der nämliche sein kann, wenn es nicht so zusammenhängt, daß, da er viele Zauberer zu Feinden hat, vorzüglich einen, der ihn unaufhörlich verfolgt, einer von diesen vielleicht seine Gestalt angenommen hat, um sich überwinden zu lassen, damit er den Ruhm einbüßen möge, den ihm seine hohen Rittertaten auf der ganzen entdeckten Erde erworben und errungen haben. Zur Bestätigung dessen mußt Ihr gleichfalls wissen, daß diese Zauberer, seine Widersacher, vor nicht länger als zwei Tagen die Gestalt und Person der schönen Dulcinea von Toboso in eine schmutzige und gemeine Bäuerin verwandelt haben, und auf gleiche Weise wird auch der Don Quixote von ihnen umgetauscht sein. Wenn aber alles dieses noch nicht hinreicht, Euch von dieser Wahrheit zu überzeugen, so steht hier dieser nämliche Don Quixote, um sie mit seinen Waffen, zu Fuß oder zu Pferde, oder auf welche Weise es Euch sonst beliebig ist, zu behaupten …

Aus:
Cervantes Saavedra, Miguel de: Leben und Taten des scharfsinnigen Edlen Don Quixote von la Mancha.
Bd. 2, Siebentes Buch, Siebentes Kapitel.
Wien, 1923.

16
Wandplatte mit Motiv »Don Quixote auf Pferd«
Form-Nr.:
T 298 (alt), 58080 (neu)
Modelljahr: 1958
Form- und Dekorgestalter:
Heinz Werner
Dekor-Nr.: 930100 (neu)
Dekor: Aufglasurfarben und Gold (Modell)
Objektdatierung: 1958
Inventar-Nr.: 11934
Höhe: 30,3 cm
Breite: 18,2 cm

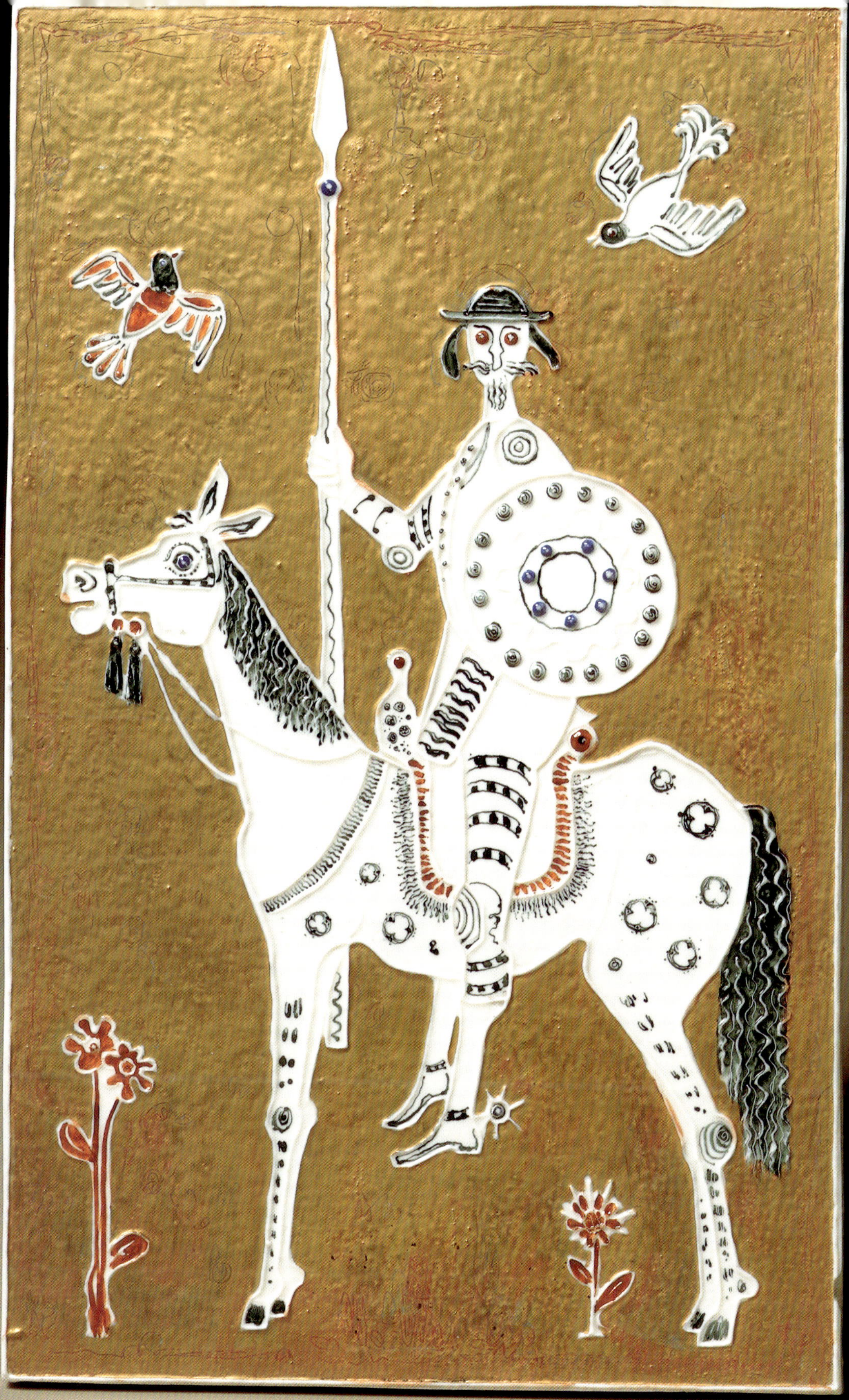

Chamisso, Adelbert von (1781–1838)

PETER SCHLEMIHLS WUNDERSAME GESCHICHTE

Ein paar regnichte Tage förderten mich leicht auf den Weg, aber auf Kosten meiner Stiefel, deren Sohlen für den Grafen Peter und nicht für den Fußknecht berechnet worden. Ich ging schon auf den bloßen Füßen. Ich mußte ein Paar neue Stiefel anschaffen. Am nächsten Morgen besorgte ich dieses Geschäft mit vielem Ernst in einem Flecken, wo Kirmes war, und wo in einer Bude alte und neue Stiefel zu Kauf standen. Ich wählte und handelte lange. Ich mußte auf ein Paar neue, die ich gern gehabt hätte, Verzicht leisten; mich schreckte die unbillige Forderung. Ich begnügte mich also mit alten, die noch gut und stark waren und die mir der schöne blondlockige Knabe, der die Bude hielt, gegen gleich bare Bezahlung freundlich lächelnd einhändigte, indem er mir Glück auf den Weg wünschte. Ich zog sie gleich an und ging zum nördlich gelegenen Tor aus dem Ort ... Ich war noch keine zweihundert Schritte gegangen, als ich bemerkte, daß ich aus dem Wege gekommen war; ich sah mich danach um, ich befand mich in einem wüsten, uralten Tannenwalde, woran die Axt nie gelegt worden zu sein schien. Ich drang noch einige Schritte vor, ich sah mich mitten unter öden Felsen, die nur mit Moos und Steinbrecharten bewachsen waren und zwischen welchen Schnee- und Eisfelder lagen. Die Luft war sehr kalt, ich sah mich um, der Wald war hinter mir verschwunden. Ich machte noch einige Schritte – um mich herrschte die Stille des Todes, unabsehbar dehnte sich das Eis, worauf ich stand, und worauf ein dichter Nebel schwer ruhte; die Sonne stand blutig am Rande des Horizontes. Die Kälte war unerträglich. Ich wußte nicht, wie mir geschehen war, der erstarrende Frost zwang mich, meine Schritte zu beschleunigen, ich vernahm nur das Gebrause ferner Gewässer, ein Schritt, und ich war am Eisufer eines Ozeans. Unzählige Herden von Seehunden stürzten sich vor mir rauschend in die Flut. Ich folgte diesem Ufer, ich sah wieder nackte Felsen, Land, Birken- und Tannenwälder, ich lief noch ein paar Minuten gerade vor mir hin. Es war erstickend heiß, ich sah mich um, ich stand zwischen schön gebauten Reisfeldern unter Maulbeerbäumen. Ich setzte mich in deren Schatten, ich sah nach meiner Uhr, ich hatte vor nicht einer Viertelstunde den Marktflecken verlassen – ich glaubte zu träumen, ich biß mich in die Zunge, um mich zu erwecken; aber ich wachte wirklich. – Ich schloß die Augen zu, um meine Gedanken zusammenzufassen. – Ich hörte vor mir seltsame Silben durch die Nase zählen; ich blickte auf: zwei Chinesen an der asiatischen Gesichtsbildung unverkennbar, wenn ich auch ihrer Kleidung keinen Glauben beimessen wollte, redeten mich mit landesüblichen Begrüßungen in ihrer Sprache an; ich stand auf und trat zwei Schritte zurück. Ich sah sie nicht mehr, die Landschaft war ganz verändert: Bäume, Wälder statt Reisfelder. Ich betrachtete diese Bäume und die Kräuter, die um mich blühten; die ich kannte, waren südöstlich asiatische Gewächse; ich wollte auf den einen Baum zugehen, ein Schritt – und wiederum alles verändert. Ich trat nun an, wie ein Rekrut, der geübt wird, und schritt langsam, gesetzt einher. Wunderbare veränderliche Länder, Fluren, Auen, Gebirge, Steppen, Sandwüsten entrollen sich vor meinem staunenden Blick; es war kein Zweifel, ich hatte Siebenmeilenstiefel an den Füßen ...

Aus:
Chamisso, Adelbert von:
Peter Schlemihls wundersame Geschichte und Auswahl von Gedichten,
Berlin, o. J.

17
Figur »Peter Schlemihl«
Form-Nr.:
A 1134 (alt), 73400 (neu)
Modelljahr: 1926
Form- und Staffagegestalter:
Willi Münch-Khe
Staffage:
bunte Aufglasurfarben
Objektdatierung:
zwischen 1926 und 1934
Inventar-Nr.: 3518
Höhe: 25,7 cm

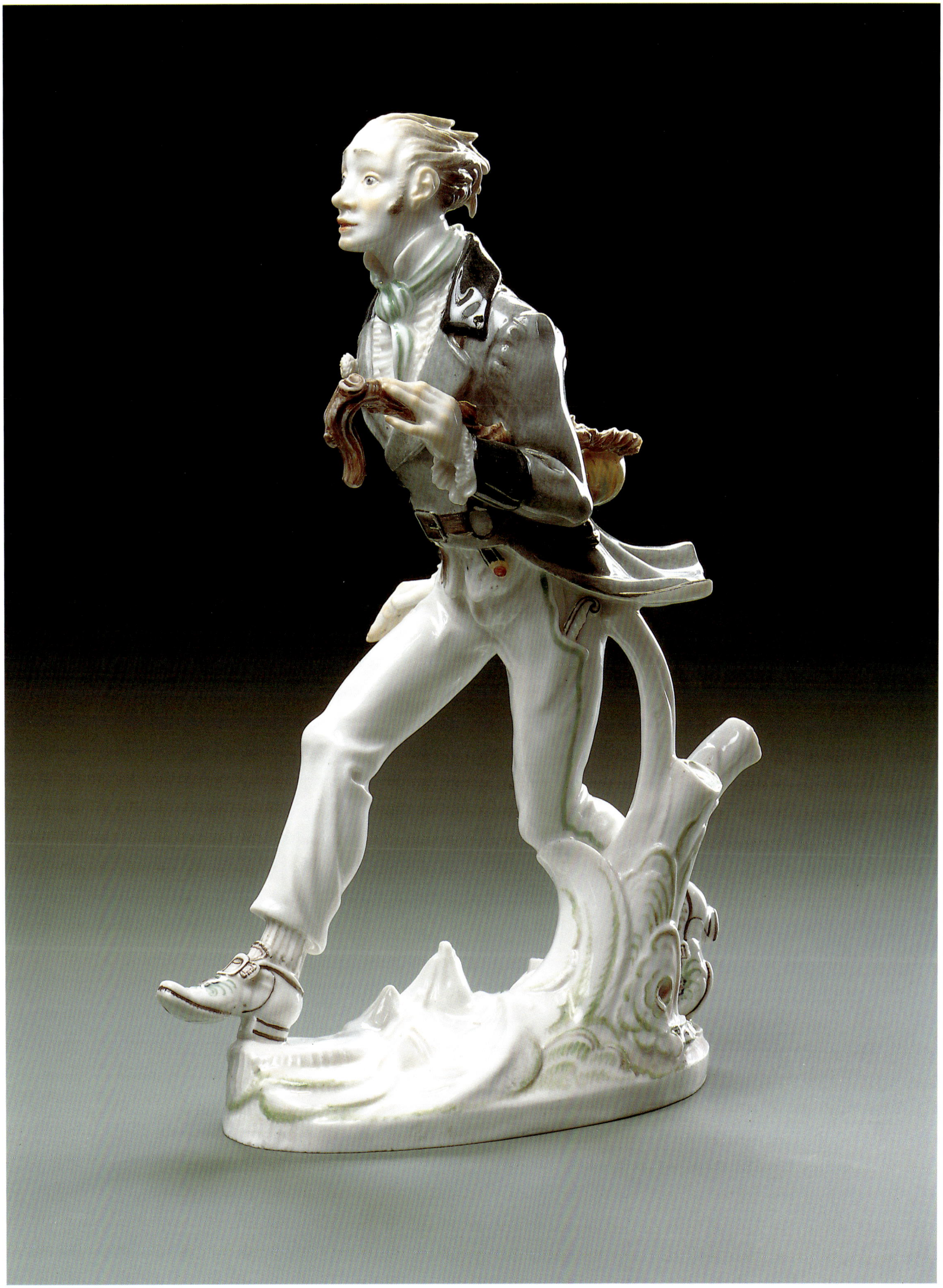

Chatwin, Bruce (1940–1989)
UTZ

Utz (vgl. Frontispiz) war der Besitzer einer spektakulären Sammlung Meißener Porzellans, die dank seiner geschickten Manöver den Zweiten Weltkrieg und die Jahre des Stalinismus in der Tschechoslowakei überdauert hatte. Im Jahre 1967 umfaßte sie über eintausend Stück – alle eingezwängt in die winzige Zweizimmerwohnung in der Široká-Straße.

Aus:
Chatwin, Bruce: Utz.
Frankfurt a. M., 1991.

Die Utzens aus Krondorf waren eine Familie kleiner sächsischer Landbesitzer mit Gütern im Sudetenland gewesen, wohlhabend genug, um sich ein Stadthaus in Dresden zu halten … Als Junge verbrachte er in jedem Sommer einen Monat in České Krížove, einem neugotischen Schloß zwischen Prag und Tábor … Hier in České Krížove stand dieses frühreife Kind eines Tages auf den Zehenspitzen vor einer Vitrine mit altem Porzellan und fühlte sich von einer Harlekinfigur in Bann gezogen, die der größte aller Meißener Modelleure, Johann Joachim Kändler, geformt hatte. Der Harlekin saß auf einem Baumstumpf. Seine zarte Gestalt war in ein Kostüm aus bunten Karos gehüllt. In einer Hand schwenkte er einen oxydierten Silberkrug, in der anderen einen gelben Schlapphut. Über seinem Gesicht lag eine scheelblickende orangerote Maske.

»Ich will ihn haben«, sagte Kaspar.

Die Großmutter erbleichte. Sie neigte dazu, ihm alles zu geben, was er verlangte. Diesmal jedoch sagte sie: »Nein! Vielleicht eines Tages. Jetzt nicht.«

Vier Jahre später traf der Harlekin, um ihn über den Tod seines Vaters hinwegzutrösten, in einem eigens angefertigen Lederkästchen in Dresden ein, gerade rechtzeitig zu einem trübseligen Weihnachtsfest. Kaspar drehte die Figurine im flackernden Kerzenlicht hin und her und fuhr mit seinen plumpen Fingern liebevoll über die Glasur und die glänzenden Farben. Er hatte seine Berufung erkannt: Er würde sein Leben dem Sammeln – dem »Retten«, wie er es später nennen sollte – von Meißener Porzellan widmen …

18
Figur »Sitzender Harlekin mit Deckelkanne«
Form-Nr.: 3060 (alt), 64556 (neu)
Modelljahr: vermutlich 1738
Formgestalter:
Johann Joachim Kaendler
Staffage: Aufglasurfarben und Gold
Objektdatierung: 1976
Inventar-Nr.: 11274
Höhe: 15,3 cm

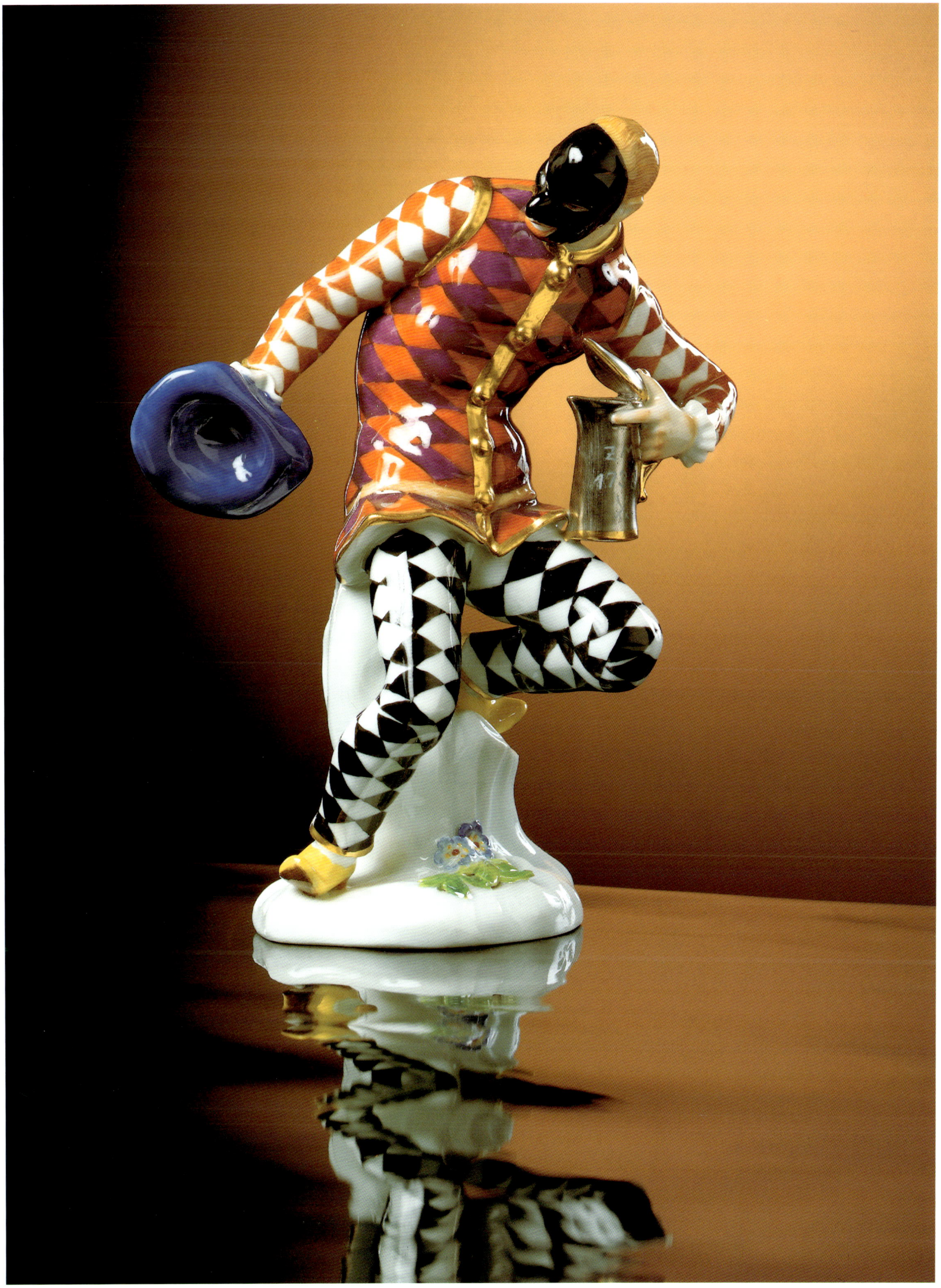

Commedia dell'arte

ARLEQUIN, HARLEQUINE, MEZETIN, COLOMBINE

Arlequin

Der Henker hat doch wol die Kuppeley erdacht.
Man wird in solchem Amt erschröcklich hart geschoren:
Wenn doch mein Herre mich zu solchem nicht erkoren
Ach! hätt er mich dafür zum Kellner nur gemacht.

Es stünde dieser Dienst mir weit bequemer an
Denn niemand kann den Wein so gut wie ich probieren;
So aber soll ich nur stets Jungfern zu ihm führen
Da ich doch weit und breit kaum eine finden kan.

Zit. aus:
Keramikfreunde der Schweiz. Mitteilungsblatt Nr. 104, Oktober 1989.

Harlequine

Mein Mann der Arlequin, der ertzversoffne Tropff
Schwärmt Tag und Nacht herum und lebt in vollem Sause;
Drum bleib ich ebenfals nun länger nicht zu Hause
Denn mir kompt itzund auch ein Lüftchen in den Kopf.

Es wässert mir das Maul nach einem Courtisan
Der mir die Zeit vertreibt und Geld zum Staat spendiret;
Ich weis auch dass das Glück bald einen zu mir führet
Weil solchen Vögeln ich ganz artig pfeiffen kan.

19
Figur »Harlekin«
Form-Nr.: 538 (alt), 64522 (neu)
Modelljahr: 1744
Formgestalter:
Johann Joachim Kaendler, Peter Reinicke
Staffage: Aufglasurfarben und Gold
Objektdatierung: um 1920
Inventar-Nr.: 732
Höhe: 13,7 cm

20
Figur »Harlekinette«
Form-Nr.: 455 (alt), 64517 (neu)
Modelljahr: 1743
Formgestalter:
Peter Reinicke
Staffage: Aufglasurfarben und Gold
Objektdatierung: vor 1924
Inventar-Nr.: 2526
Höhe: 13,7 cm

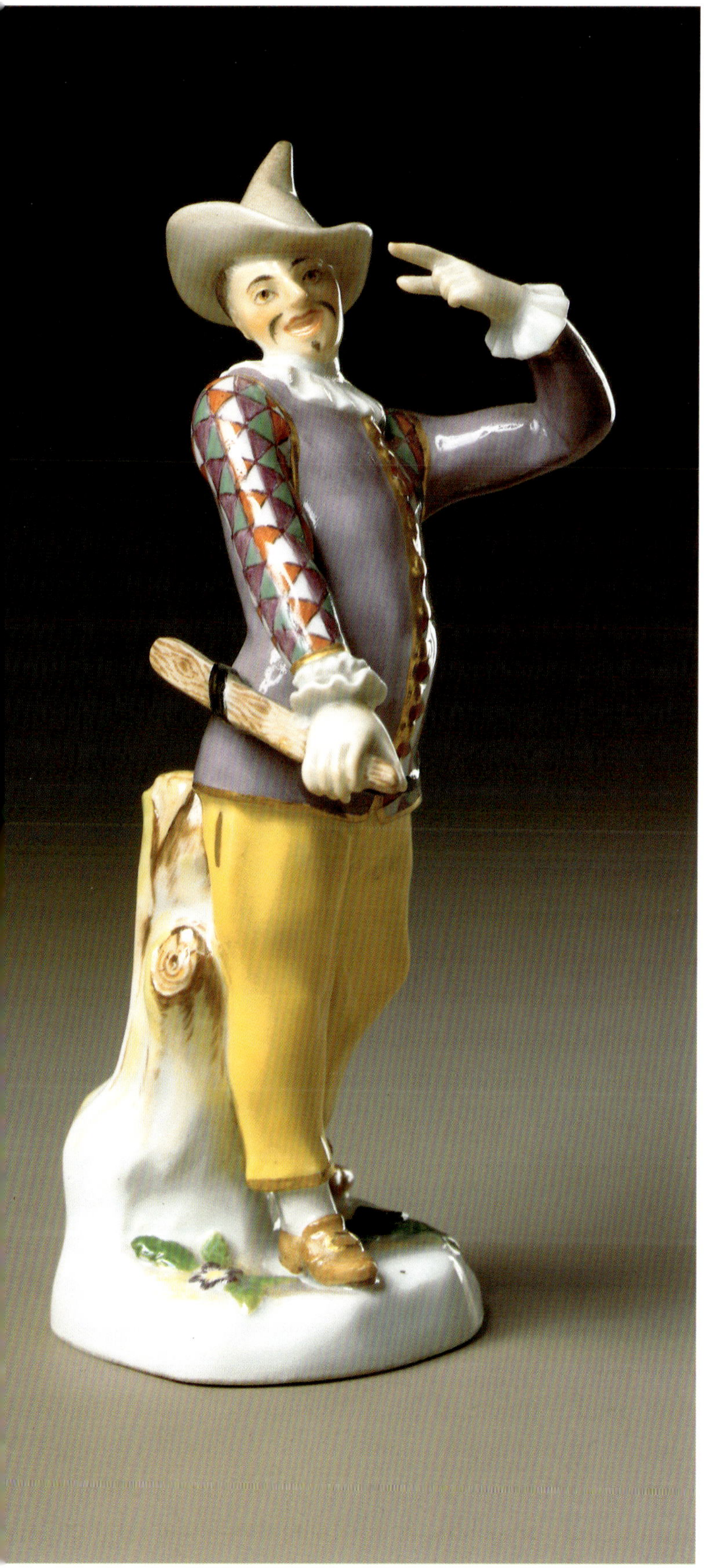

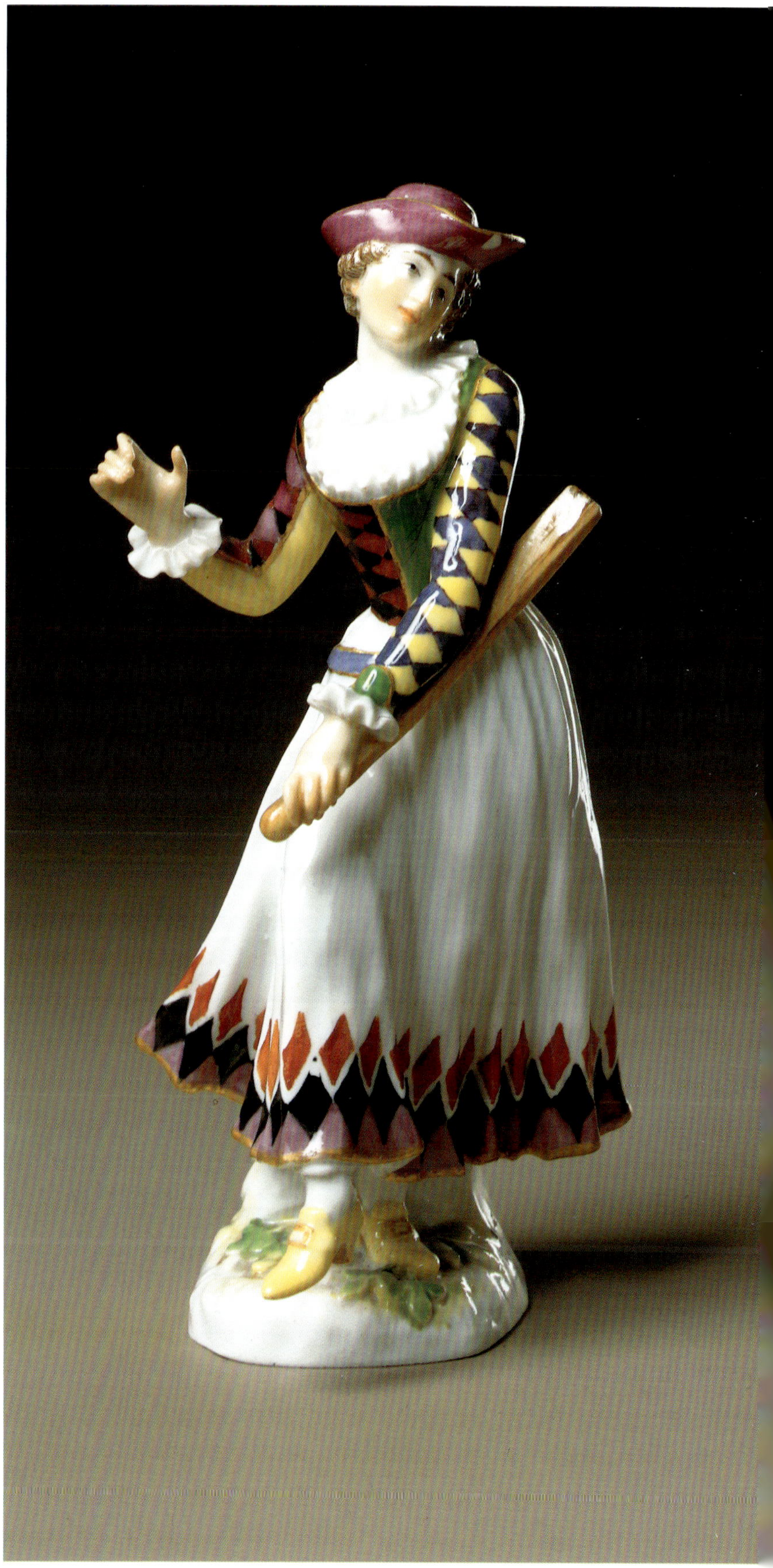

Mezetin

Es schickt mich zwar mein Herr vor seinen Kuppler aus
Und meint sein Schätzchen noch durch mich beim Kopf zu kriegen:
Allein er wird sich sehr in seinem Wahn betrügen
Denn meine Mühe laufft auf ganz was anders naus.

Ich gehe nemlich nur deswegen zu ihr hin
Damit ich ihrer Gunst mein Hertze kan verpfänden;
Und will auch eher nicht mich wieder von ihr wenden
Als bis ich selbst der Hahn bey ihr im Korbe bin.

Colombine

So will ich denn nur sehn wer mich doch endlich kriegt?
Weil so viel Buhler sich gewaltig um mich reissen.
Indessen werd ich nie nur einen eigen heissen
Indem der Wechsel mir zu sehr im Kopfe liegt.

Mein wandelbarer Sinn, bringts von Natur schon mit
Dass ich von einem mus flugs auf den andern sehen:
Drum wird es einst gewiss bey meinem auch geschehen
Dass manchmal seine Stell ein anderer vertritt.

21
Figur »Mezzetino«
Form-Nr.: 1721 (alt),
64544 (neu)
Modelljahr: um 1752
Formgestalter: unbekannt
Staffage: Aufglasurfarben
und Gold
Objektdatierung: um 1870
Inventar-Nr.: 692
Höhe: 13 cm

22
Figur »Harlekina«
Form-Nr.: 1118 (alt),
64538 (neu)
Modelljahr:
zwischen 1744 und 1749
Formgestalter:
Johann Joachim Kaendler
Staffage: Aufglasurfarben
und Gold
Objektdatierung: um 1910
Inventar-Nr.: 702
Höhe: 13 cm

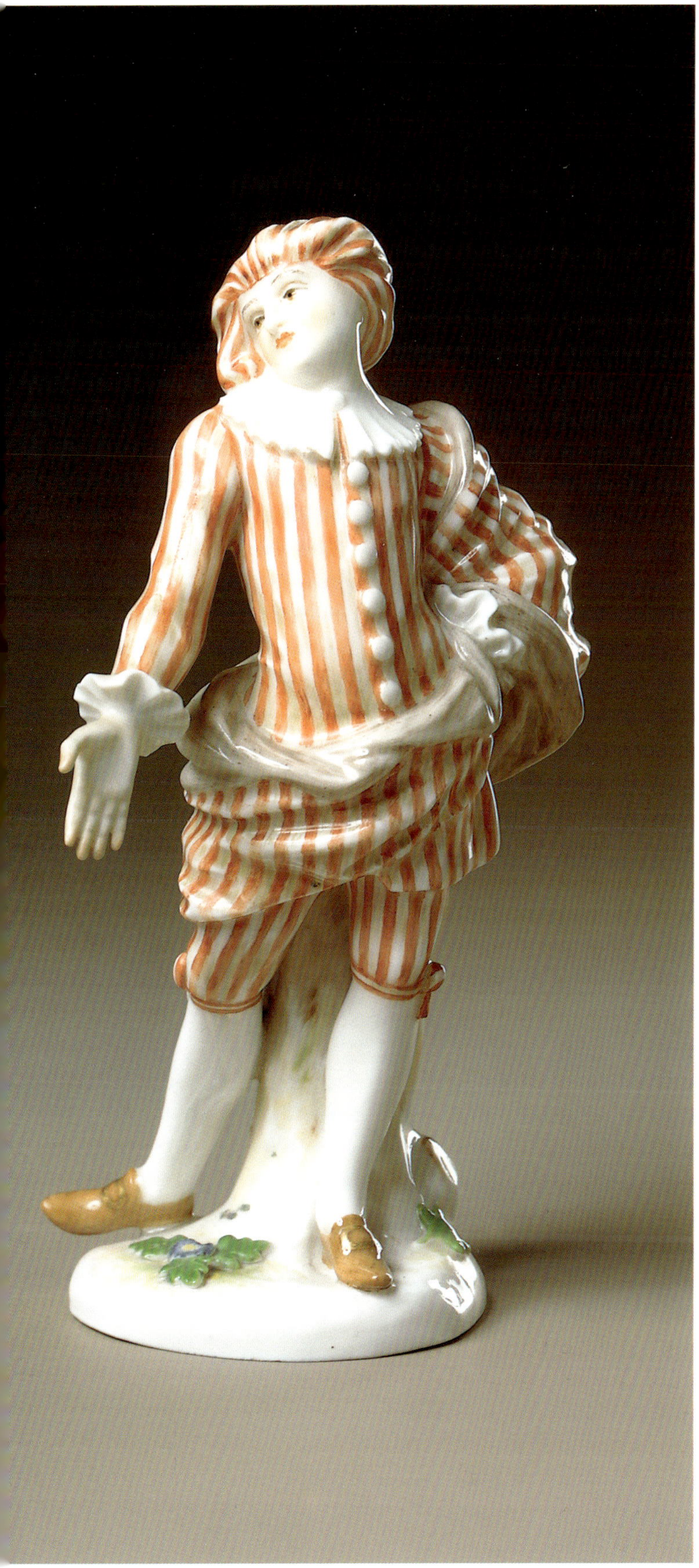

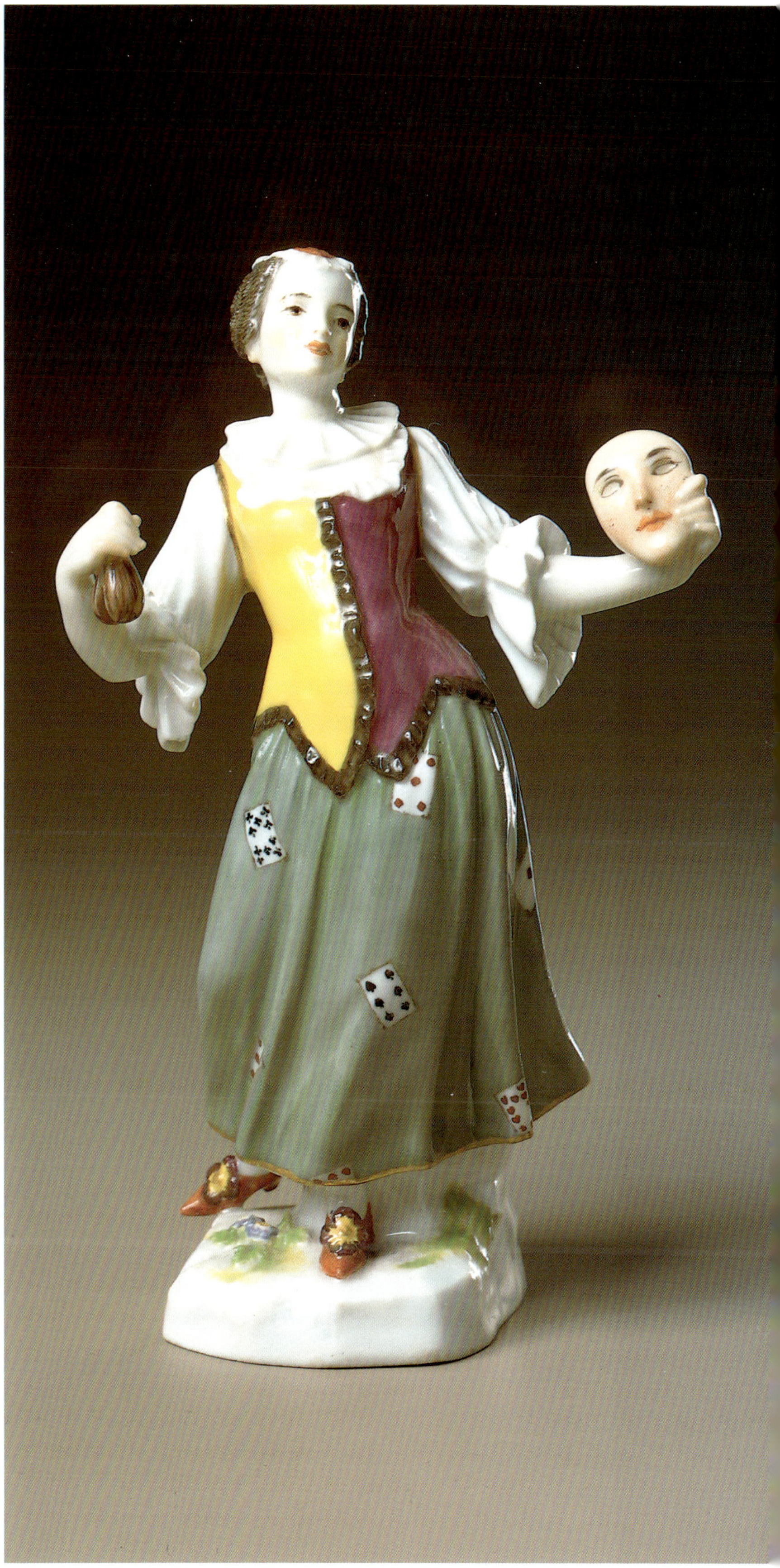

Coster, Charles de (1827–1879)

DIE GESCHICHTE VON ULENSPIEGEL UND LAMME GOEDZAK

Ulenspiegel ersuchte, vor Très-Long und den Matrosen sprechen zu dürfen, was Très-Long ihm gerne zugestand. Und er hielt ihnen folgende Ansprache: »Herr Kapitän und ihr Landsleute, wir haben just eine große Menge Gewürz übernommen, und hier steht Lamme, der wackre Wanst, der findet, der arme Tote hier, Gott hab ihn selig, war kein rühmenswerter Doktor der Schmorkunde. Ernennen wir Lamme an seiner Statt, er wird euch himmlische Ragouts und paradiesische Suppen bereiten.«

Aus:
Coster, Charles de: Die Geschichte von Ulenspiegel und Lamme Goedzak und ihren heldenmäßigen, fröhlichen und glorreichen Abenteuern im Lande Flandern und anderwärts. Mit einem Nachwort von Theun de Vries. Holzschnitte von Frans Masareel. 2. Bd., 4. Buch, Kap. 13. Berlin, 1951.

»Das wollen wir«, sprachen Très-Long und die andern. »Lamme ist Oberschiffskoch auf unserem Fahrzeug. Er soll die große Holzkelle tragen, um seine Soßen zu klären.«

»Herr Kapitän, Landsleute und Freunde«, sprach Lamme, »ihr seht mich vor Freude weinen, denn ich bin so großer Ehre gar nicht wert. Da ihr indes geruhet, auf meine Wenigkeit zurückzukommen, so übernehme ich es, das wohledle Amt eines Meisters der kochenden Künste auf dem wackeren Vlieboot ›La Briele‹, bitte euch aber gleichzeitig in aller Bescheidenheit, mir den unumschränkten Oberbefehl zu verleihen, derart, daß euer Küchenmeister, will sagen ich, durch Recht, Gesetz und Gewalt jedweden verhindern kann, dem andern sein Teil fortzuessen.«

Très-Long und die andern riefen aus: »Hoch Lamme, du bekommst Recht, Gesetz und Gewalt.«

»Aber noch eine andere Bitte muß ich in aller Bescheidenheit an euch richten. Ich bin feist, groß und stattlich, tiefgründig ist mein Bauch, tiefgründig mein Magen. Mein armes Weib – Gott geb sie mir zurück – verabreichte mir immer zwei Portionen für eine. Bewilligt mir die gleiche Gunst.«

Très-Long, Ulenspiegel und die Matrosen sagten: »Du bekommst deine zwei Portionen, Lamme.«

Und Lamme ward plötzlich schwermütig und sagte: »Mein Weib, mein holdes Lieb, wenn irgendwas mich trösten kann über dein Fernesein, so ist's, daß ich mich bei meiner Tätigkeit deiner himmlischen Küche in unserm trauten Heim rückentsinne.«

»Du mußt Eid ablegen, mein Sohn«, sprach Ulenspiegel. »Man bringe die große Holzkelle und den großen Kupferkessel.«

»Ich schwöre bei Gott, der mir Beistand sei«, sprach Lamme, »ich schwöre Treue Seiner Gnaden, Prinz Oranien, genannt der Schweiger, der an des Königs Stelle die Provinzen Holland und Seeland verwaltet; Treue dem Herrn de Lumey, dem Oberadmiral unserer stolzen Flotte, und dem Herrn Très-Long, Vizeadmiral und Kapitän des Schiffes ›La Briele‹. Ich schwöre gemäß Brauch und Gepflogenheit der alten großen Kochmeister, als welche schöne, mit Figuren gezierte Bücher über die erhabene Kunst des Kochens verfaßt und nachgelassen haben, euch nach meinem schwachen Vermögen zu speisen mit dem Fleisch und Geflügel, das Fortuna uns darreichen wird. Ich schwöre zu speisen besagten gnädigen Herrn, Kapitän Très-Long, dann seinen Vertreter, welcher mein Freund Ulenspiegel ist, und euch alle, Obermaat, Lotsen, Bootsmann, Kameraden, Soldaten, Kanoniere, Aufwärter, Lader, Kapitänsburschen, Feldscher, Trompeter, Matrosen und alle andern. Ist der Braten zu blutig, das Geflügel nicht richtig goldbraun, entdampft der Suppe aller guten Verdauung zuwider fader Geruch, verlockt euch das Soßenfumet nicht allesamt dazu, in die Küche zu stürzen, unbeschadet, versteht sich, meiner

Einwilligung, mache ich euch nicht alle frohgemut und mondgesichtig, dann trete ich zurück von meinem hohen Amte und erkläre mich unwert, den Küchenthron fürderhin einzunehmen. Also helfe mir Gott in diesem Leben und im andern.«

»Hoch der Schiffskoch!« sagten sie, »der Pfannenkönig, der Bratenkaiser! Sonntags bekommt er drei Portionen statt zweier.« Und Lamme wurde Oberkoch vom Schiff ›La Briele‹. Und während gehaltreiche Suppen in den Tiegeln kochten, stand er voller Stolz an der Küchentür und hielt seine große Holzkelle, als wär's ein Zepter. Und sonntags bekam er dreifachen Anteil …

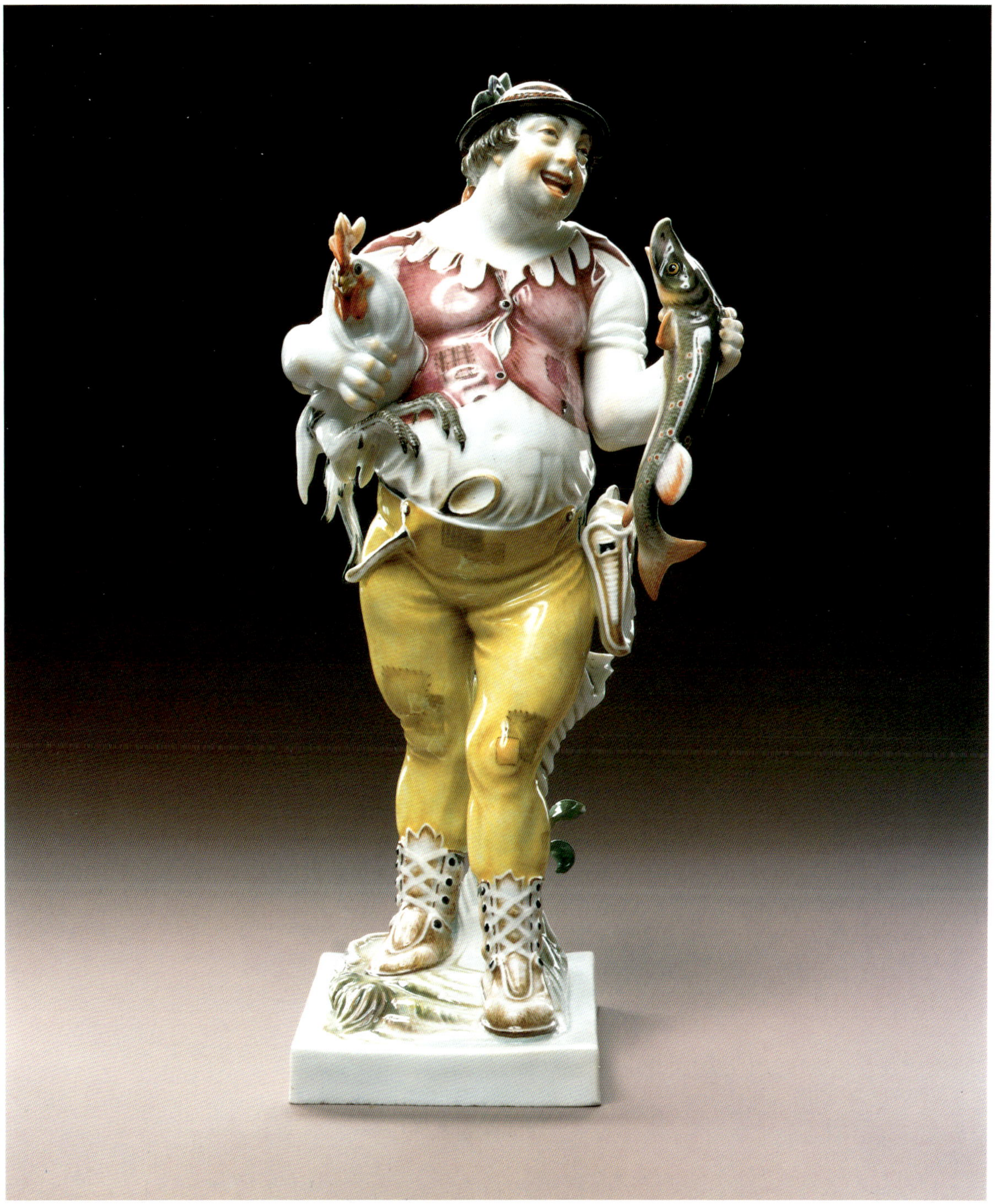

23
Figur »Lamme Goedzak«
Form-Nr.: A 1150 (alt)
Modelljahr: 1927
Form- und Staffagegestalter: Willi Münch-Khe
Staffage: bunte Aufglasurfarben
Objektdatierung: zwischen 1927 und 1934
Inventar-Nr.: 3519
Höhe: 28,5 cm

Deutsche Göttersagen

WODAN

Vom Anfang der Welt:

Neun Reiche erschufen die Götter in der Welt, drei unterirdische, drei irdische und drei himmlische.

Tief im Innern der Erde liegt Niflheim, das Land des Eises und der Toten. Niflhel ist der tiefste Abgrund, in dem die Verbrecher und Meineidigen ihre Strafe erleiden. Schwarzalfenheim heißt das Land der Nachtzwerge, die verwachsen und häßlich sind, so daß von ihnen in der Edda gesagt wird, es sei besser, sie nicht zu beschreiben. Sie sind vieler Künste kundig, schmieden köstliche Kleinodien und scharfe Schwerter und Waffen. Sie schrecken und quälen bei Nacht die Menschen, sind aber auch dankbar, wenn jemand ihnen in der Not geholfen hat.

Auf der Erde liegen Midgard, das von den Menschen bewohnt wird, und Riesenland, in dem die Frost- und Reifriesen hausen, dann Wanenheim, das Reich der Erd- und Wassergötter, die sich das Geschlecht der Wanen nennen.

Im Himmel ist Muspelheim, das Feuerland, gelegen, und Lichtalfenheim, wo die Lichtzwerge leben, schön von Gestalt und immer fröhlich. Sie sind Freunde der Menschen. Vor allem aber ist Asgard zu nennen, das heilige Land der Asen. Dort wohnen die Götter in zwölf Schlössern, die sie sich erbaut haben. Eine gewaltige Brücke, Bifröst, der Regenbogen, verbindet Erde und Himmel. Nur die Götter können die Brücke überschreiten, die von dem klugen Heimdall bewacht wird. Er trägt ein Horn, Giallar genannt, mit dem er am Tage der Götterdämmerung die Asen zum Kampf rufen wird.

Aus Leib und Blut des gewaltigen Riesen Ymir haben Odin und seine Brüder die Welt erschaffen. Midgard heißt die Erde, wo die Menschen wohnen. Niflheim ist das Reich der Toten. Genau in der Mitte der Welt, in Asgard, bauten sich die Götter, die Asen, ihre eigenen Wohnungen.

Dort thront Odin, der höchste Gott, den die Menschen auch Wodan nennen, in Walhalla, der größten und prächtigsten Halle, und waltet über der Welt und über den Menschen. Auf seinen Schultern sitzen zwei Raben, Hugin, der Gedanke, und Munin, das Gedächtnis, die auf sein Geheiß täglich ausfliegen, und raunen ihm ins Ohr, was sie gesehen und gehört haben.

In heiligen Nächten sprengt Odin auf weißem Rosse mit seinem Gefolge in wilder Jagd über die sturmgepeitschten Baumwipfel durch die Lüfte dahin. Oft steigt er auch in menschlicher Gestalt, einen blauen sternbesäten Mantel um die Schultern und einen breitkrempigen Hut auf dem Haupt, zur Erde hinab, um den Sterblichen sein Mitgefühl zu zeigen, ihnen zu helfen und ihre Gastfreundschaft zu erproben.

Im Getümmel des Kampfes trägt der Waffengewaltige eine strahlende Rüstung und Gungnir, seinen mächtigen Speer. Er nimmt am Kampfe nicht selbst teil, sondern reitet auf seinem achtfüßigen Roß Sleipnir über die Walstatt und zeichnet mit dem Speer die Männer, denen er den Tod bestimmt hat. Die Walküren, Schlachtenjungfrauen von herrlicher Schönheit, begleiten ihn und tragen die Gefallenen auf ihren feurigen Rossen nach Walhalla empor …

Aus:
Das große Sagenbuch.
Die schönsten Götter-, Helden- und Rittersagen, gesammelt und neu erzählt von Johannes Carstensen.
Zürich, 1996.

24
Figur »Wodan«
Form-Nr.: 0 156 (alt)
Modelljahr: 1890
Formgestalter: Emmerich Ottfried August Andresen
Staffage: Aufglasurfarben und Gold
Objektdatierung: 1890
Inventar-Nr.: 6767
Höhe: 27,7 cm

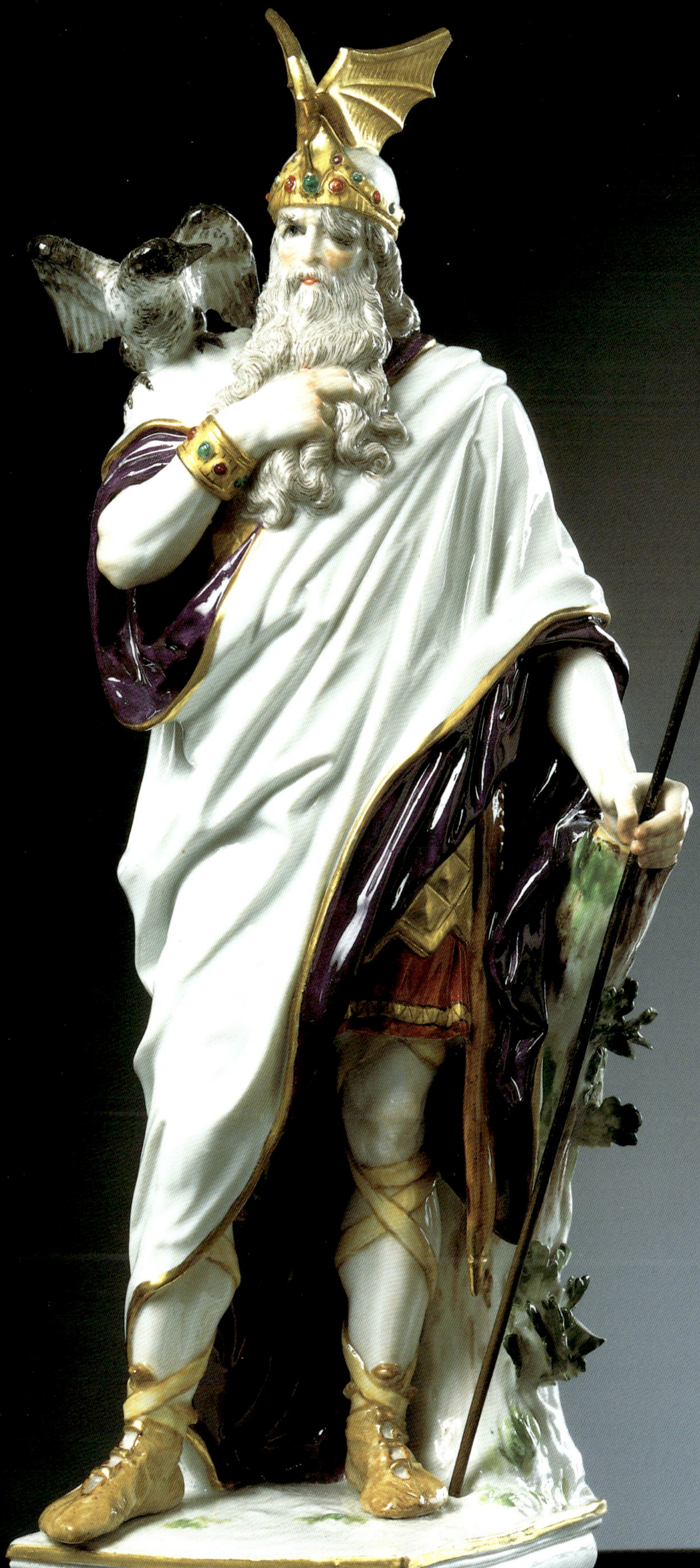

Favart, Charles-Simon (1710–1792)

ANNETTE ET LUBIN

Herr Favart an den Herrn Grafen von Durazzo
30. Januar 1762

Aus:
Mémoires et Correspondance, littéraires, dramatiques et anecdotiques, de C.S. Favart, publiés par A.P.C. Favart, son petit-fils. Bd.1. Paris, 1808.

Monseigneur,
ich bin erstaunt ob des großen Erfolges von Annette und Lubin. Zwar glaubte ich, daß es nach dem Vorbild der hübschen Erzählung von Herrn de Marmontel ein Leichtes wäre, ein kleines gefälliges Nichts zu schaffen, sofern man die Geschicklichkeit habe, jene für das Theater herzurichten; aber ich hätte nicht erwartet, daß es diesem belanglosen Stück gelänge, die übrigen Theater veröden zu lassen. Dies ist so eine Art von Entzücken, oder eher ein Beweis für unsere Leichtigkeit, denn für die Güte des Werks; die Meisterwerke des Théâtre de la Nation haben niemals einen größeren Besucherstrom angezogen. Stets sind alle Logen im voraus gemietet, und von der dritten Stunde an gibt es keine Billetts mehr. Der einfache und natürliche Gesang der Vaudevilles, unterstützt von der liebreizenden Begleitung, scheint das Publikum wieder zum alten Gustus der Opéra Comique zurückzuführen; im Vergleich hierzu erscheinen die Arietten nahezu als ein Nichts.

Das Sujet von Annette und Lubin ist dasselbige wie in der Erzählung; jedoch ist man den Zustand guter Hoffnung umgangen, welcher auf der Bühne sehr unschicklich gewesen wäre. Man hat sich bemüht, desgleichen zahlreiche Ideen der Geschichte zu mildern, welche als zu freizügig erschienen wären. Indessen war ich genötigt, die Bedenken nicht allzu weit zu treiben, um der Geschichte nicht die Pikanterie zu nehmen. Die Unschuld des Lubin und der Annette, welche nicht einmal das Wort Verbrechen kennen, und die vollkommene Schicklichkeit, mit der diese Rollen wiedergegeben werden, weisen nichts auf, was das Schamgefühl zu beunruhigen vermag. Ich habe den Vogt zum Anbeter von Annette gemacht und habe anklingen lassen, daß auch der edle Herr einige zärtliche Empfindungen für sie hegt. Um der Handlung mehr Wärme zu verleihen und die Liebesgeschichte aufregender zu gestalten, lasse ich den Herrn seinen Leuten befehlen, Annette zum Schloß zu bringen. Von gar manchen Kritikern wurde dieser Einfall nicht für gut befunden; sie hätten wohl gewünscht, das Stück möge an dieser Stelle enden; aber ihr Einwand wurde vom Publikum widerlegt. Tatsächlich weiß man wohl recht wenig um die theatralische Wirkung und die Regeln der Dramaturgie, wenn man eine Handlung abwürgt, indem man ihr eine glückliche Wendung versagt; das, was sie abgelehnt haben, macht den Erfolg des Stückes aus. Als Lubin sieht, wie Annette fortgebracht wird, läuft er hinterher, befreit sie und kommt zum Schauplatz zurück, mit einer Hand hält er Annette fest und mit der anderen wehrt er die Leute des Herrn ab. Diese Szene ist sehr effektvoll! Der Herr trifft ein. Lubin, von Ehrfurcht ergriffen, wirft sich seinem Herrn zu Füßen, gesteht seinen Irrtum, bittet ihn um Vergebung und versucht, ihn umzustimmen. Annette vereint ihr Bitten und ihre Tränen mit denen Lubins. Der Herr ist zutiefst gerührt und vergibt ihnen. Bei diesem pathetischen Schluß greifen die Zuschauer zu den Taschentüchern wie an der rührendsten Stelle einer Tragödie; und auch die strengsten Kritiker sind gezwungen, es den übrigen Zuschauern gleichzutun. Ich behaupte nicht, daß dieses Stück ein Meisterwerk seines Genres ist, und ich weiß um all seine Mängel.

25
Figurengruppe
»Die Heimkehr« nach »Annette et Lubin«
Form-Nr.: B 100 (alt)
Modelljahr: 1768
Formgestalter: Michel Victor Acier
Staffage: Aufglasurfarben und Gold
Objektdatierung: zwischen 1924 und 1934
Inventar-Nr.: 132
Höhe: 22,2 cm
Breite: 14,8 cm

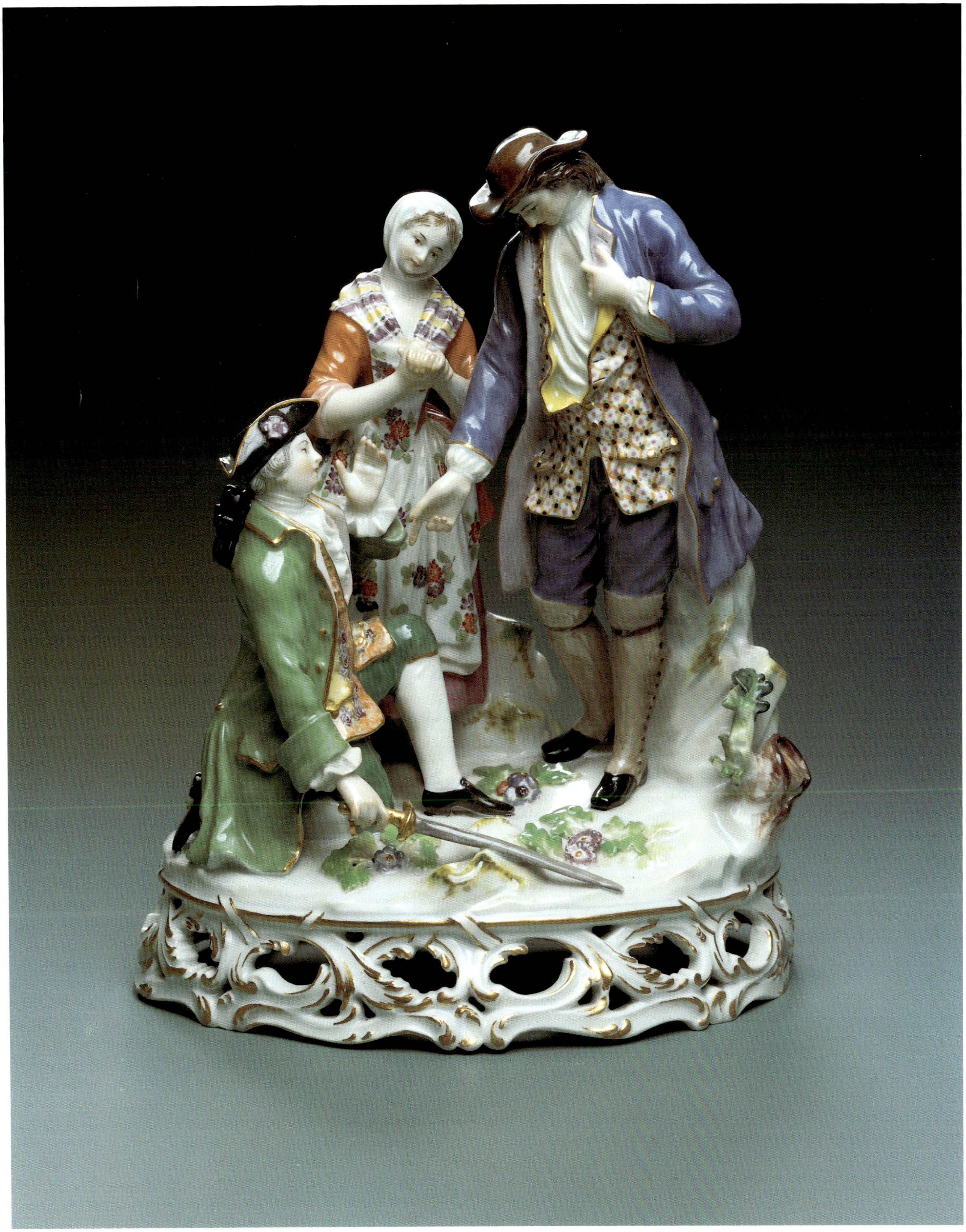

Die Szene mit dem Vogt und dem hohen Herrn ist kühl; derb ist der Bericht des Schloßdieners; und an mehreren Stellen drücken sich Lubin und Annette ein wenig zu gehoben aus; vor allem hebt sich die Textzeile:

»Es ist im Überflüssigen, wo man das Verlangen findet«,

obgleich mit starkem Beifall aufgenommen, zu sehr von dem ansonsten naiven Genre ab. Der erste Monolog von Lubin ist zu lang, und es finden sich zahlreiche Couplets, welche nicht von derselben Kraft wie andere sind. Sie sehen, mein Herr, daß ich mich selbst keineswegs verschone; doch messe ich dem, was ich tue, so wenig Bedeutung bei, daß ich die Hoffart für sehr deplaziert hielte, so denn ich auf die Kritik reagierte: ist es doch nur mit dem Versuche, es künftig besser zu machen, womit sich ein Autor rechtfertigen darf ...

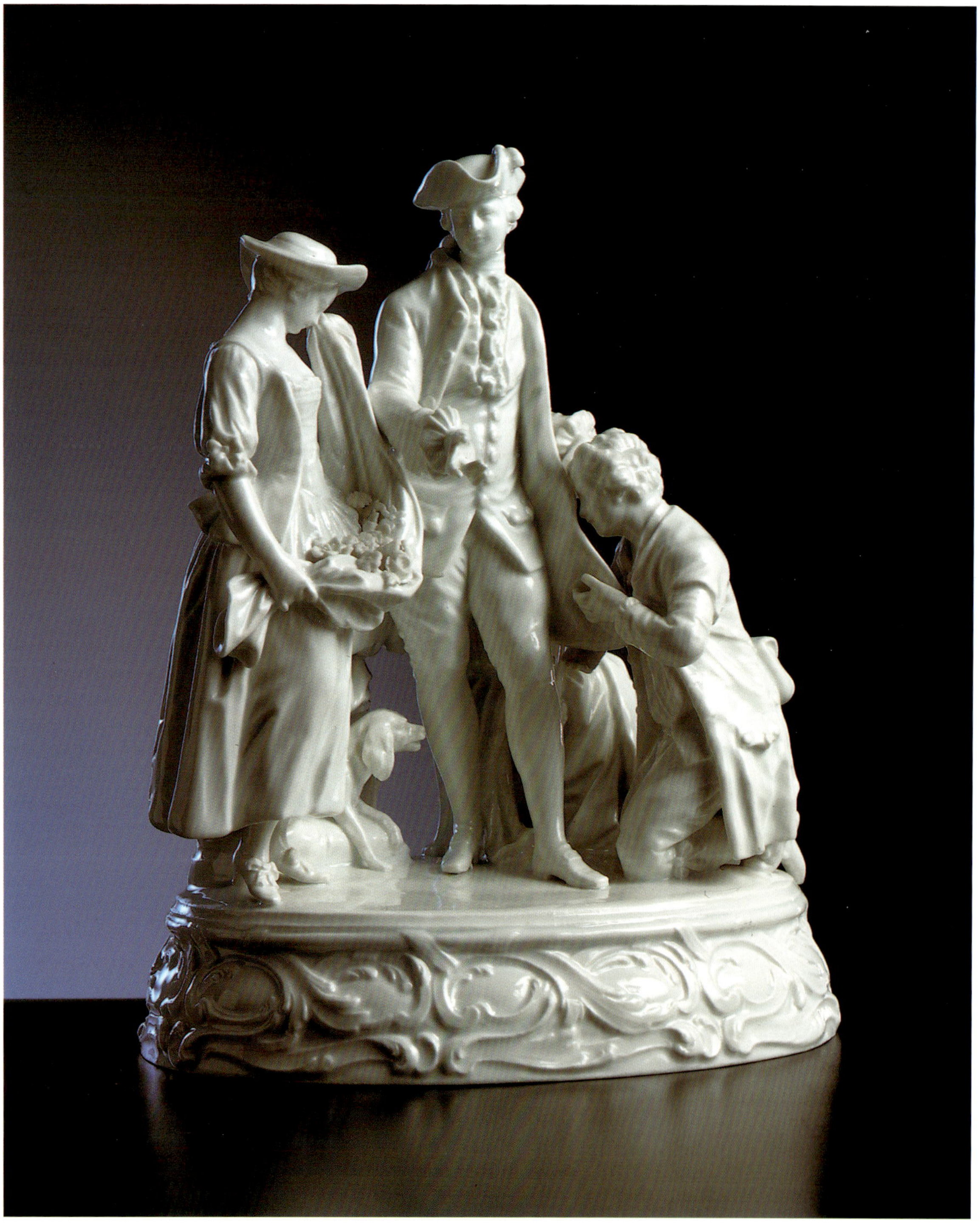

26
Figurengruppe »Abschied«
nach »Annette et Lubin«
Form-Nr.: B 99 (alt)
Modelljahr: 1768
Formgestalter:
Michel Victor Acier
Staffage: weiß (undekoriert; ohne Durchbruch gearbeitet)
Objektdatierung:
zwischen 1924 und 1934
Inventar-Nr.: 6037
Höhe: 21,5 cm
Breite: 17,2 cm

Favart, Charles-Simon (1710–1792)

PASTEUR GALANT · DER GALANTE SCHÄFER

Zitiert nach:
Burollet, Thérèse: Musée Cognacq-Jay. II-Porcelaines. Paris, 1983.

Pasteur galant

Silvandre, heureux amant, que rien ne
t'inquiète:
On n'aime point Philis sans avoir de rivaux.
En vain Lucas te suit, te guette,
Le voilà qui t'ecoute encore sous ces rameaux.
Mais que lury sert sa vigilence,
Il voit tes feux récompensés:
Ne cherche point d'autre vengence
Ton bonheur le punit assés.

Der galante Schäfer

Silvandre, glückseliger Liebender, daß nichts
Dich beunruhige:
Man liebt Philis nicht, ohne Rivalen zu haben,
Vergebens verfolgt Dich Lucas und lauert Dir auf,
Er hört Dich noch unter diesen Zweigen,
Doch was nützt ihm sein Wachen!
Er sieht, daß Dein Feuer erwidert wird:
Sucht keine Vergeltung,
Dein Glück straft ihn genug.

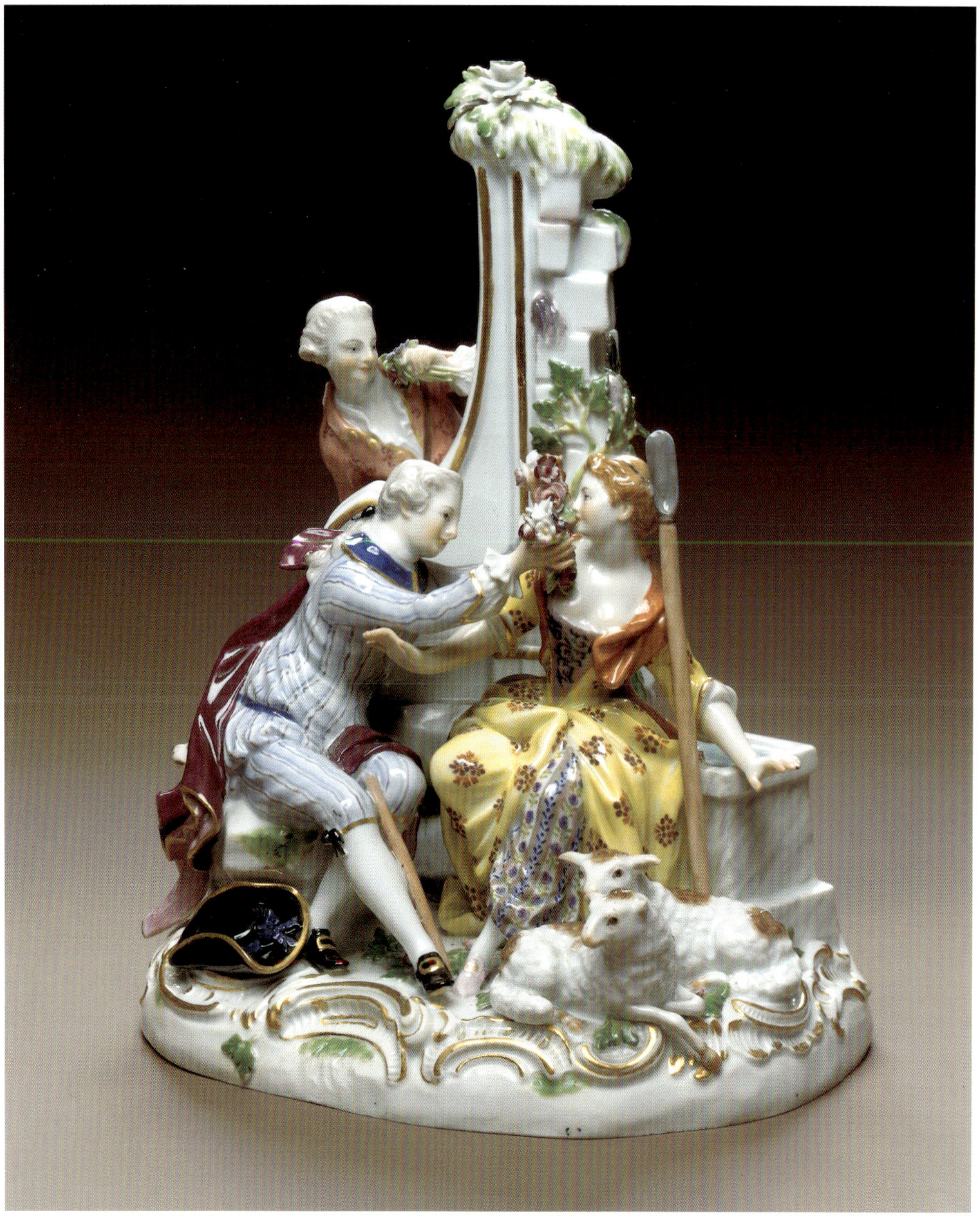

27
Figurengruppe »Schäferpaar mit Lauschendem«
Form-Nr.:
2870 (alt), 61189 (neu)
Modelljahr: 1761
Formgestalter:
Johann Joachim Kaendler (nach einem Stich von Gabriel Huquier nach François Boucher)
Staffage: Aufglasurfarben und Gold
Objektdatierung: 1910 (Jubiläumsmarke 1710-1910)
Inventar-Nr.: 2516
Höhe: 24,5 cm

Gellert, Christian Fürchtegott (1715–1769)

DIE AFFEN UND DIE BÄREN

Die Affen baten einst die Bären,
Sie möchten gnädigst sich bemühn,
Und ihnen doch die Kunst erklären,
In der die Nation der Bären
Die ganze Welt des Waldes zu übertreffen
schien;
Die Kunst, in der sie noch so unerfahren
wären,
Die Jungen groß und stark zu ziehn.
Vielleicht, hub von den Affenmüttern
Die weiseste bedächtig an,
Vielleicht, ich sag es voller Zittern,
Wächst unsre Jugend bloß darum so siech
heran,
Weil wir sie gar zu wenig füttern.
Vielleicht ist auch der Mangel der Geduld,
Sie sanft zu wiegen und zu tragen;
Vielleicht auch unsre Milch an ihren Fiebern
Schuld.
Vielleicht schwächt auch das Obst den Magen.
Vielleicht ist selbst die Luft, die unsre Kinder
trifft,
(Wer kann sie vor der Luft bewahren?)
Ein Gift in ihren ersten Jahren,
Und dann auf Lebenszeit ein Gift.
Vielleicht ist, ohne daß wirs denken,
Auch die Bewegung ihre Pest.
Sie können sich durch Springen und durch
Schwenken,
Oft etwas in der Brust verrenken,
Wie sichs sehr leicht begreifen läßt;
Denn unsre Nerven sind nicht fest.
Hier fängt sie zärtlich an zu weinen,
Nimmt eins von ihren lieben Kleinen,
Das sie so lang und herzlich an sich drückt,
Bis ihr geliebtes Kind erstickt.
Du, sprach die Bärin, kannst noch fragen,
Warum ihr so bestraft mit kranken Kindern
seyd?
Nicht liegts an Luft und Milch, und nicht an
Obst und Magen.
Ihr tödtet sie durch eure Weichlichkeit,
Durch eure Liebe vor der Zeit.
Gebt Acht auf unsern jungen Haufen;
Wir nehmen sie, sobald sie laufen,
Mit uns, in Hitz und Frost, durch Fluren und
durch Wald,
So werden sie gesund und alt.

Was macht viel Kinder siech? Vielleicht Natur
und Zeit?
Nein, mehr der Aeltern Weichlichkeit.
O Reicher, soll dein Kind gesund in Städten
blühen:
So zieh es in der Stadt, wie es die Dörfer
ziehen!

Aus:
Gellert, Christian Fürchtegott: Sämtliche Schriften. 1. Theil, neue verb. Auflage Leipzig, 1775.

28
Figurengruppe
»Äffin mit Jungtier«
Form-Nr.: 23 (alt)
Formgestalter:
Johann Gottlieb Kirchner
Staffage: weiß
(mit Weißstempel)
Objektdatierung: nach 1934
Inventar-Nr.: 19837
Höhe: 58 cm

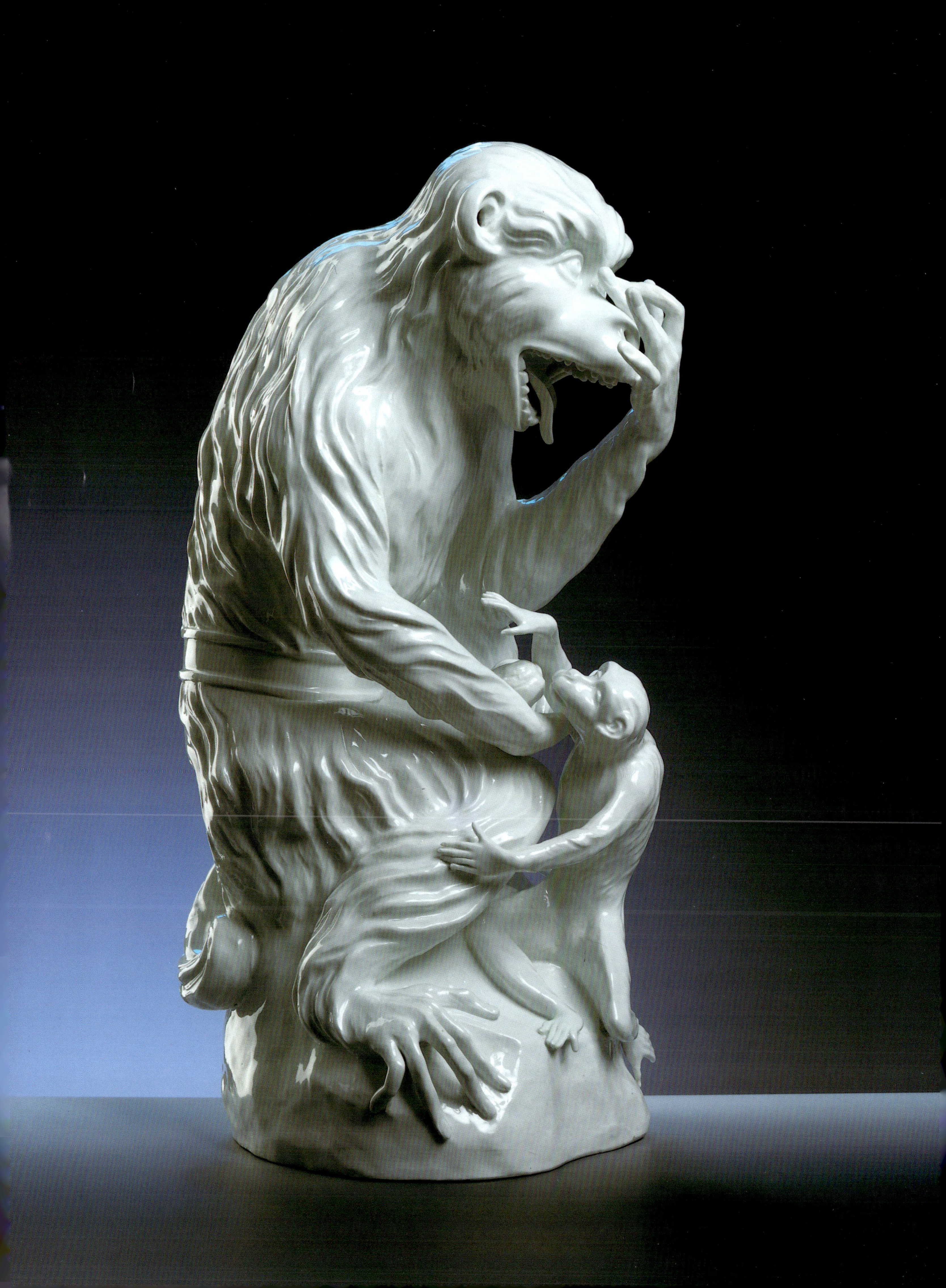

Gellert, Christian Fürchtegott (1715–1769)

DIE BEIDEN HUNDE

Daß oft die allerbesten Gaben
Die wenigsten Bewundrer haben,
Und daß der größte Teil der Welt
Das Schlechte für das Gute hält;
Dies Übel sieht man alle Tage;
Allein wie wehrt man dieser Pest?
Ich zweifle, daß sich diese Plage
Aus unsrer Welt verdringen läßt.
Ein einzig Mittel ist auf Erden;
Allein es ist unendlich schwer.
Die Narren müßten weise werden,
Und seht, sie werdens nimmermehr.
Nie kennen sie den Wert der Dinge.
Ihr Auge schließt, nicht ihr Verstand;
Sie loben ewig das Geringe,
Weil sie das Gute nie gekannt.

Zween Hunde dienten einem Herrn,
Der eine von den beiden Tieren,
Joli, verstund die Kunst, sich lustig aufzuführen,
Und wer ihn sah, vertrug ihn gern.
Er holte die verlornen Dinge,
Und spielte voller Ungestüm.
Man lobte seinen Scherz, belachte seine Sprünge;
Seht, hieß es, alles lebt an ihm!
Oft biß er mitten in dem Streicheln:
So flasch und boshaft war sein Herz;
Gleich fing er wieder an zu schmeicheln:
Dann hieß sein Biß ein feiner Scherz.
Er war verzagt und ungezogen;
Doch ob er gleich zur Unzeit bellt und schrie:
So blieb ihm doch das ganze Haus gewogen:
Er hieß der lustige Joli.
Mit ihm vergnügte sich Lisette,
Er sprang mit ihr zu Tisch und Bette;
Und beide teilten ihre Zeit
Im Schlaf, in Scherz und Lustbarkeit;
Sie aber übertraf ihn weit.

Fidel, der andre Hund, war von ganz anderm Wesen.
Zum Witz nicht ersehn, zum Scherze nicht erlesen,
Sehr ernsthaft von Natur; doch wachsam um das Haus,
Ging öfters auf die Jagd mit aus;
War treu und herzhaft in Gefahr,
Und bellte nicht, als wenn es nötig war.
Er stirbt. Man hört ihn kaum erwähnen;
Man trägt ihn ungerühmt hinaus.
Joli stirbt auch. Da fließen Tränen!
Seht, ihn beklagt das ganze Haus.
Die ganze Nachbarschaft bezeiget ihren Schmerz.
So gilt ein bißchen Witz mehr, als ein gutes Herz!

Aus:
Gellert, Christian Fürchtegott:
Fabeln und Erzählungen.
Rostock, 1989.

29
Zwei Tierplastiken »Hund mit einem Knochen« (li.), »Hund sitzend« (re.)
Form-Nr.:
2630 (li.), 2604 (re.), (alt);
78664 (li.), 78662 (re.), (neu)
Modelljahr: um 1758
Formgestalter: unbekannt
Staffage: Aufglasurfarben und Gold
Objektdatierung:
1920 (li.), 1860 (re.)
Inventar-Nrn.:
1603 (li.), 1600 (re.)
Höhe:
3,7 cm (li.), 4,8 cm (re.)
Breite:
5,9 cm (li.), 4,8 cm (re.)

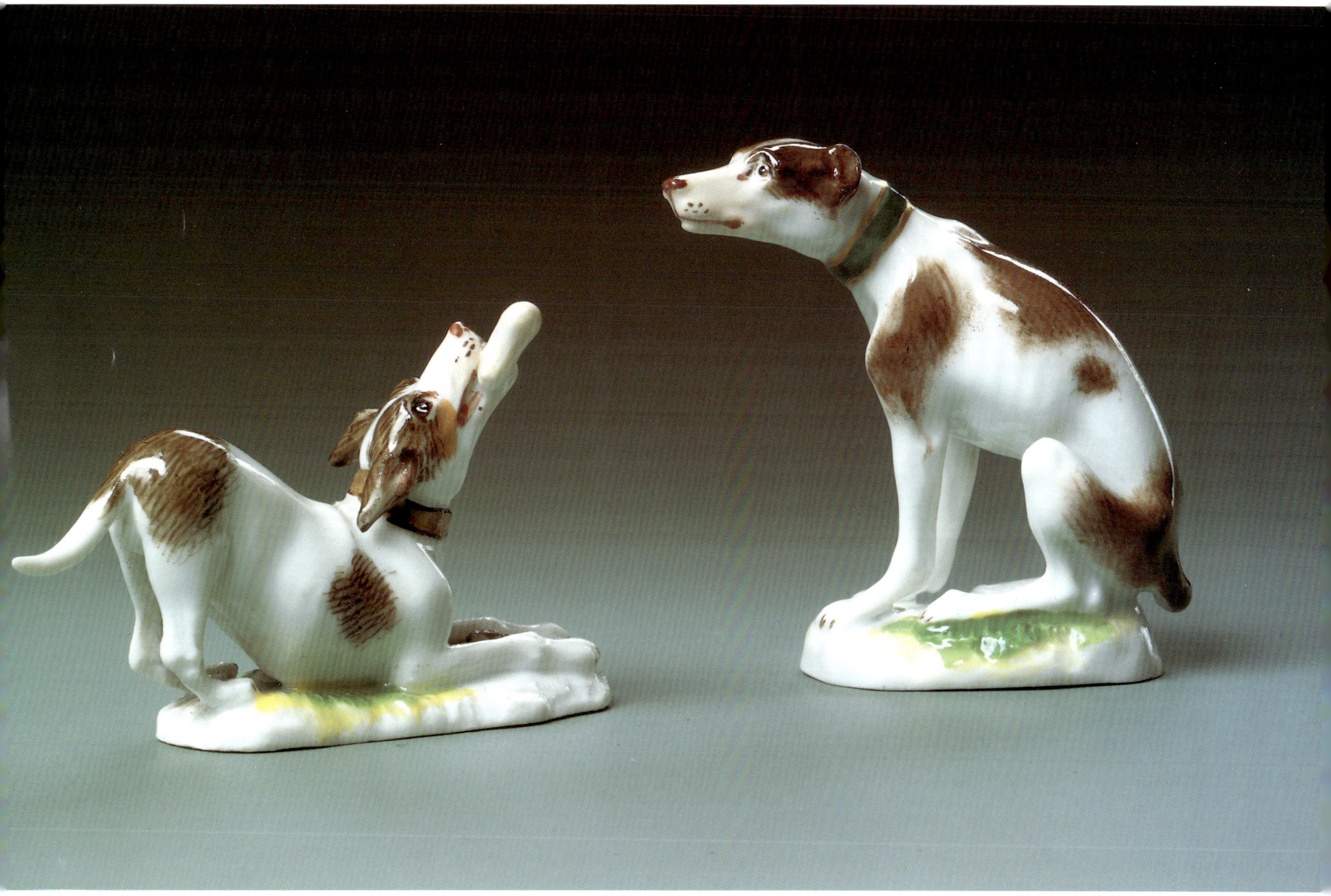

Gellert, Christian Fürchtegott (1715 – 1769)

DAMOETAS UND PHYLLIS · Eine Schäfererzählung

Damoetas war schon lange Zeit
Der jungen Phyllis nachgegangen;
Noch konnte seine Zärtlichkeit
Nicht einen Kuß von ihr erlangen.
Er bat, er gab manch gutes Wort:
Umsonst! sie stieß den Schäfer fort.

Er holte Tasche, Stock und Band:
Dies, sprach er, will ich alles missen,
Versprich mir nur mit treuer Hand,
Mich diesen Sommer noch zu küssen.
Geh, rief die spröde Schäferin,
Das Küssen kömmt mir nicht in Sinn.

Zwei Lämmer schlug sie in den Wind.
O, spricht er, daß ich ruhig werde:
So küsse mich, geliebtes Kind,
Hier hast du meine ganze Herde;
Doch nichts nahm unsre Phyllis ein;
Mit finstrer Stirne sprach sie: Nein!

Wie? rief Damoetas ganz erhitzt,
So kannst du nichts als widerstreben?
Gut, ich verbiete dir anitzt,
Mir jemals einen Kuß zu geben.
O, spricht sie, fürchte nichts von mir,
Ich bin dir ewig gut dafür.

Aus:
Gellert, Christian Fürchtegott:
Die Fahrt auf der
Landkutsche. Dichtungen.
Schriften. Lebenszeugnisse.
Hrsg. und mit einem
Nachwort von
Karl Wolfgang Becker.
Berlin, 1985.

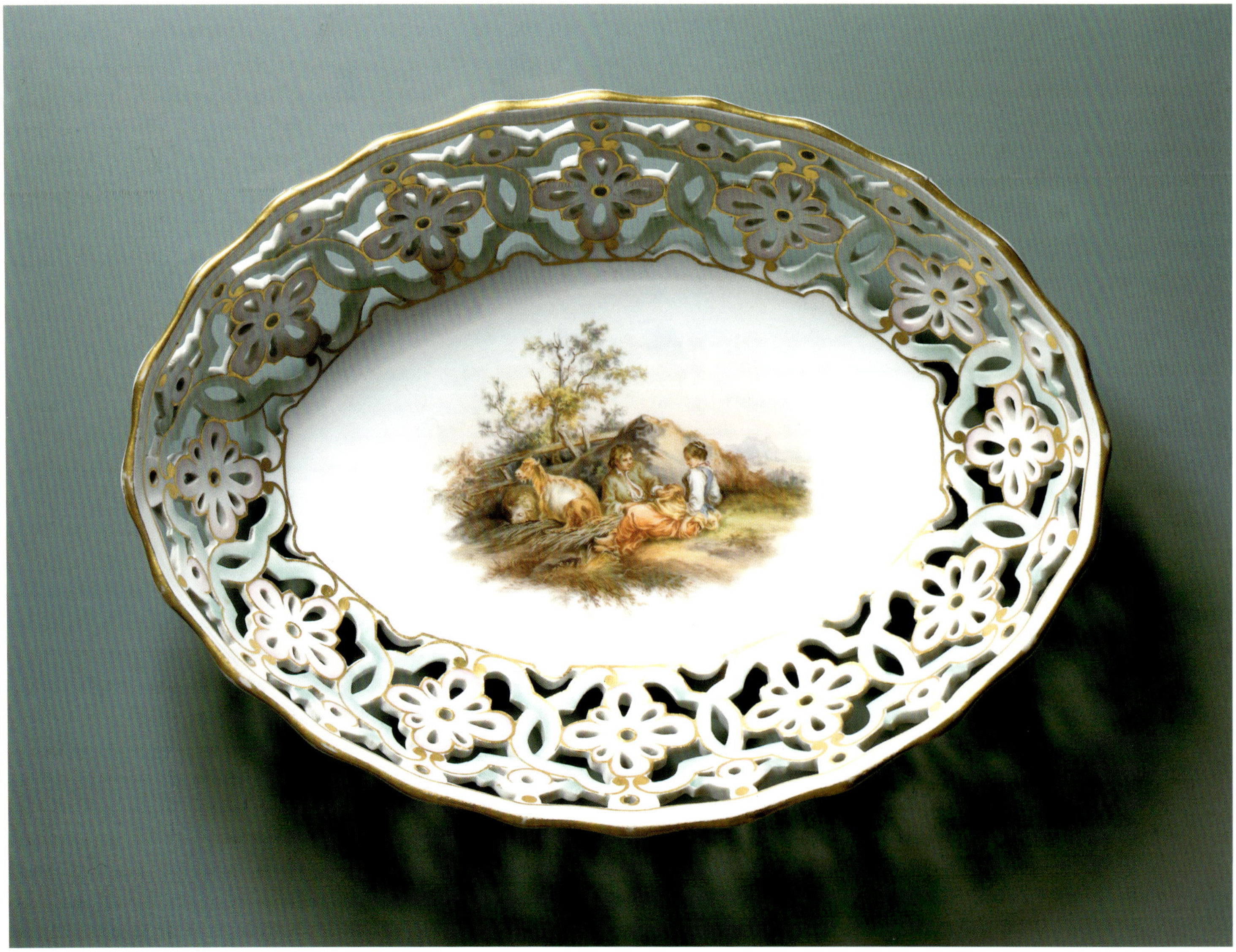

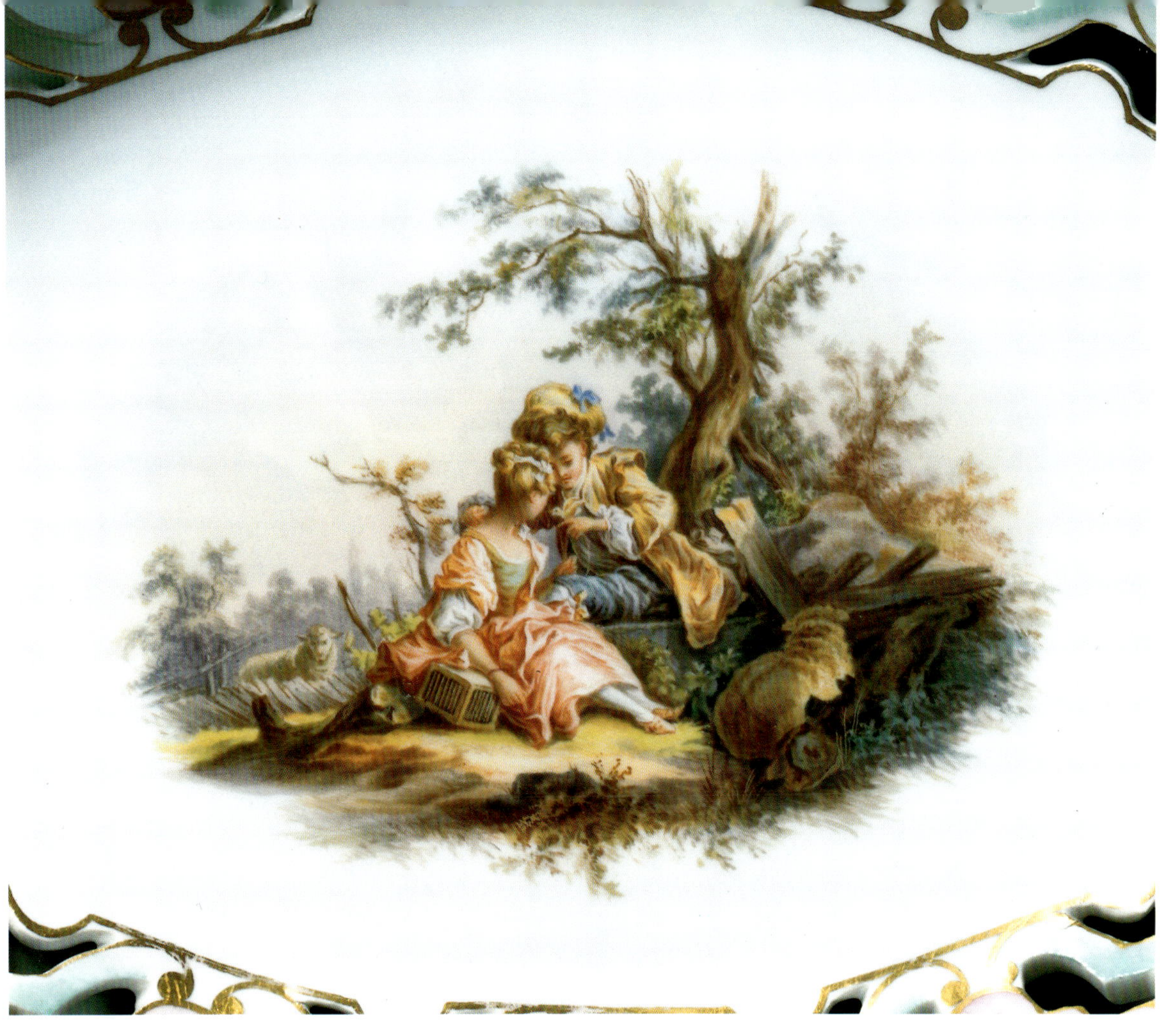

30
Durchbrochener Korb
mit Schäferszene
Form-Nr.:
359 (alt), 54912 (neu)
Modelljahr: um 1740
Formgestalter: unbekannt
Dekor-Nr.: 174 (alt),
901700 (neu)
Dekorbezeichnung:
Figurenmalerei nach
Watteau, bunt
Dekor: Aufglasurfarben
und Gold
Objektdatierung: um 1875
Inventar-Nr.: 1631
Höhe: 6 cm
Breite: 30 cm

31
Durchbrochener Korb
mit Schäferszene (Detail)
Form-Nr.:
359 (alt), 54912 (neu)
Modelljahr: um 1740
Formgestalter: unbekannt
Dekor-Nr.:
174 (alt), 901700 (neu)
Dekorbezeichnung:
Figurenmalerei nach
Watteau, bunt
Dekor: Aufglasurfarben
und Gold
Objektdatierung: um 1840
Inventar-Nr.: 4280
Höhe: 6 cm
Breite: 30 cm

Den andern Morgen war Damoet
Im Hüten bei den satten Schafen,
Dort, wo Menalkens Buche steht,
Vor Lieb und Kummer eingeschlafen,
Und Phyllis, im Vorübergehn,
Bleibt achtsam bei dem Schäfer stehn.

Wie rot, spricht Phyllis, ist sein Mund!
Bald dürft ich mich zu was entschließen.
O täte nicht sein böser Hund,
Ich müßte diesen Schäfer küssen.
Sie geht; doch da sie gehen will,
Steht Phyllis vor Verlangen still.

Sie sieht sich dreimal schüchtern um,
Ob jemand in der Nähe schreite;
Sie macht den Hund mit Streicheln stumm,
Und lockt ihn freundlich auf die Seite.
Sie sinnt, bis daß sie ganz verzagt
Zween Schritte sich noch näher wagt.

Hier steht nunmehr das gute Kind
Voll Zärtlichkeit und voll Erröten,
Und endlich bückt sie sich geschwind;
Was tut sie wohl? Sie küßt Damoeten.
Sie gibt ihm drauf noch einen Blick,
Und kehrt auf ihre Flur zurück.

Wie süße muß ein Kuß nicht sein!
Denn Phyllis kömmt noch einmal wieder,
Kehrt mitten in dem Gehen ein,
Und läßt sich bei dem Schäfer nieder;
Sie küßt und nimmt sich nicht in Acht;
Sie küßt ihn, und Damoet erwacht.

O, fing Damoet halb schlafend an,
Mißgönnst du mir die süße Stunde?
Dir, sprach sie, hab ich nichts getan,
Ich spielte nur mit deinem Hunde;
Und überhaupt es steht nicht fein,
Ein Schäfer und stets schläfrig sein.

Jedoch was gibts du mir, Damoet,
So sollst du mich nunmehro küssen?
Nunmehro, sprach er, ists zu spät,
Du wirst an mich bezahlen müssen.
Drauf gab die gute Schäferin
Um einen Kuß schon zwanzig hin.

Goethe, Johann Wolfgang von (1749–1832)

FAUST · Erster Teil

Studierzimmer

Mephistopheles:
Wozu der Lärm? was steht dem Herrn zu Diensten?
Faust:
Das also war des Pudels Kern!
Ein fahrender Skolast? Der Kasus macht mich lachen.
Mephistopheles:
Ich salutiere den gelehrten Herrn!
Ihr habt mich weidlich schwitzen machen.
Faust:
Wie nennst du dich?
Mephistopheles:
Die Frage scheint mir klein
Für einen, der das Wort so sehr verachtet,
Der, weit entfernt von allem Schein,
Nur in der Wesen Tiefe trachtet.
Faust:
Bei euch, ihr Herrn, kann man das Wesen
Gewöhnlich aus dem Namen lesen,
Wo es sich allzu deutlich weist,
Wenn man euch Fliegengott, Verderber, Lügner heißt.
Nun gut, wer bist du denn?
Mephistopheles:
Ein Teil von jener Kraft,
Die stets das Böse will und stets das Gute schafft.
Faust:
Was ist mit diesem Rätselwort gemeint?
Mephistopheles:
Ich bin der Geist, der stets verneint!
Und das mit Recht; denn alles, was entsteht,
Ist wert, daß es zugrunde geht;
Drum besser wär's, daß nichts entstünde.
So ist denn alles, was ihr Sünde,
Zerstörung, kurz das Böse nennt,
Mein eigentliches Element.
Faust:
Du nennst dich einen Teil und stehst doch ganz vor mir?
Mephistopheles:
Bescheidne Wahrheit sprech ich dir.
Wenn sich der Mensch, die kleine Narrenwelt,
Gewöhnlich für ein Ganzes hält:
Ich bin ein Teil des Teils, der anfangs alles war,
Ein Teil der Finsternis, die sich das Licht gebar,
Das stolze Licht, das nun der Mutter Nacht
Den alten Rang, den Raum ihr streitig macht.
Und doch gelingt's ihm nicht, da es, soviel es strebt,
Verhaftet an den Körpern klebt.
Von Körpern strömt's, die Körper macht es schön,
Ein Körper hemmt's auf seinem Gange;
So, hoff ich, dauert es nicht lange,
Und mit den Körpern wird's zugrunde gehn.
Faust:
Nun kenn ich deine würd'gen Pflichten!
Du kannst im großen nichts vernichten
Und fängst es nun im kleinen an.
Mephistopheles:
Und freilich ist nicht viel damit getan.
Was sich dem Nichts entgegenstellt,
Das Etwas, diese plumpe Welt,
Soviel als ich schon unternommen,
Ich wußte nicht ihr beizukommen
Mit Wellen, Stürmen, Schütteln, Brand –
Geruhig bleibt am Ende Meer und Land!
Und dem verdammten Zeug, der Tier- und Menschenbrut,
Dem ist nun gar nichts anzuhaben:
Wie viele hab ich schon begraben,

Aus:
Goethe, Johann Wolfgang von: Goethes Werke in zwölf Bänden. 4. Bd., Faust. Berlin; Weimar, 1966.

32
Figuren »Faust« und »Mephisto«
Form-Nr.: »Faust« 85296 (neu), »Mephisto« 85295 (neu)
Modelljahr: 1982
Formgestalter: Jörg Danielczyk
Material: rotbraunes Feinsteinzeug
Objektdatierung: 1983
Inventar-Nrn.: ohne
Höhe: 9 cm (Faust), 7,5 cm (Mephisto)
Herkunft: Verkaufssortiment

Und immer zirkuliert ein neues, frisches Blut!
So geht es fort, man möchte rasend werden!
Der Luft, dem Wasser wie der Erden
Entwinden tausend Keime sich,
Im Trocknen, Feuchten, Warmen, Kalten!
Hätt ich mir nicht die Flamme vorbehalten,
Ich hätte nichts Aparts für mich.

Faust:

So setzest du der ewig regen,
Der heilsam schaffenden Gewalt
Die kalte Teufelsfaust entgegen,
Die sich vergebens tückisch ballt!
Was anders suche zu beginnen,
Des Chaos wunderlicher Sohn!

Mephistopheles:

Wir wollen wirklich uns besinnen,
Die nächsten Male mehr davon!
Dürft ich wohl diesmal mich entfernen? ...

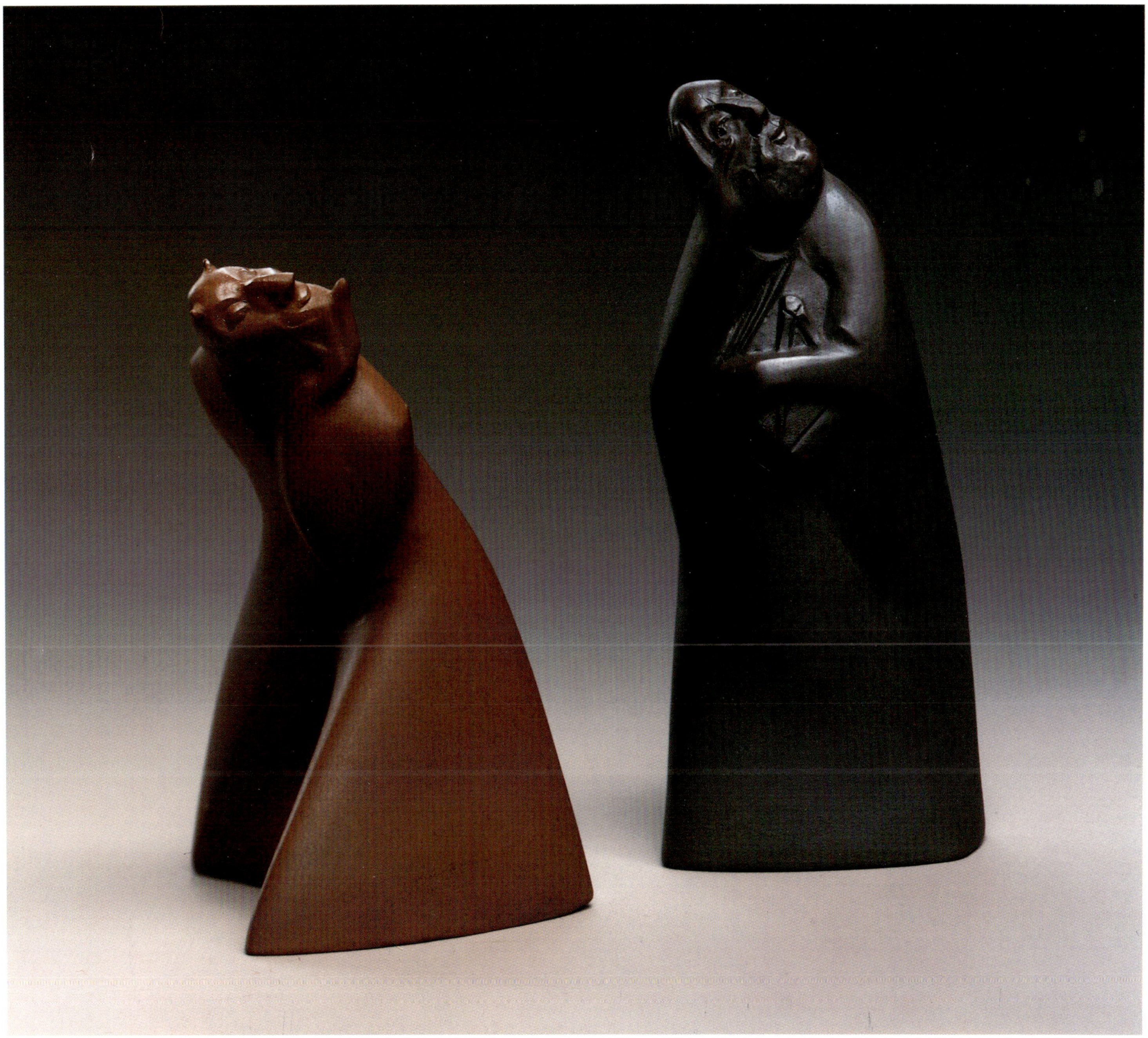

Grimm, Jakob (1785–1863) und Wilhelm (1786–1859)

ASCHENPUTTEL

Es begab sich aber, daß der König ein Fest anstellte, das drei Tage dauern sollte und wozu alle schönen Jungfrauen im Lande eingeladen wurden, damit sich sein Sohn eine Braut aussuchen möchte. Die zwei Stiefschwestern, als sie hörten, daß sie auch dabei erscheinen sollten, waren guter Dinge, riefen Aschenputtel und sprachen: »Kämm uns die Haare, bürste uns die Schuh und mache uns die Schnallen fest, wir gehen zur Hochzeit auf des Königs Schloß.« Aschenputtel gehorchte, weinte aber, weil es auch gern zum Tanz mitgegangen wäre, und bat die Stiefmutter, sie möchte es ihm erlauben. »Du Aschenputtel«, sprach sie, »bist voll Staub und Schmutz und willst zur Hochzeit? Du hast keine Kleider und Schuhe und willst tanzen!« Als es aber mit Bitten anhielt, sprach sie endlich: »Da habe ich dir eine Schüssel Linsen in die Asche geschüttet, wenn du die Linsen in zwei Stunden wieder ausgelesen hast, so sollst du mitgehen.« Das Mädchen ging durch die Hintertüre nach dem Garten und rief: »Ihr zahmen Täubchen, ihr Turteltäubchen, all ihr Vöglein unter dem Himmel, kommt und helft mir lesen,

Die guten ins Töpfchen,
Die schlechten ins Kröpfchen.«

Da kamen zum Küchenfenster zwei weiße Täubchen herein und danach die Turteltäubchen, und endlich schwirrten und schwärmten alle Vöglein unter dem Himmel herein und ließen sich um die Asche nieder. Und die Täubchen nickten mit den Köpfchen und fingen an pik, pik, pik, pik und da fingen die übrigen auch an, pik, pik, pik, pik und lasen alle guten Körnlein in die Schüssel. Kaum war eine Stunde herum, so waren sie schon fertig und flogen alle wieder hinaus. Da brachte das Mädchen die Schüssel der Stiefmutter, freute sich und glaubte, es dürfte nun mit auf die Hochzeit gehen. Aber sie sprach: »Nein, Aschenputtel, du hast keine Kleider und kannst nicht tanzen; du wirst nur ausgelacht.« ...

Aus:
Grimm, Jakob und Wilhelm:
Der goldene Schlüssel.
Märchen der Brüder Grimm.
Berlin; Weimar, 1972

33
Figurengruppe
»Aschenbrödel«
Form-Nr.: M 171 (alt)
Modelljahr: 1882
Formgestalter:
Johann Christian Hirt
Staffage: Aufglasurfarben
und Gold
Objektdatierung: 1882
Inventar-Nr.: 319
Höhe: 18 cm

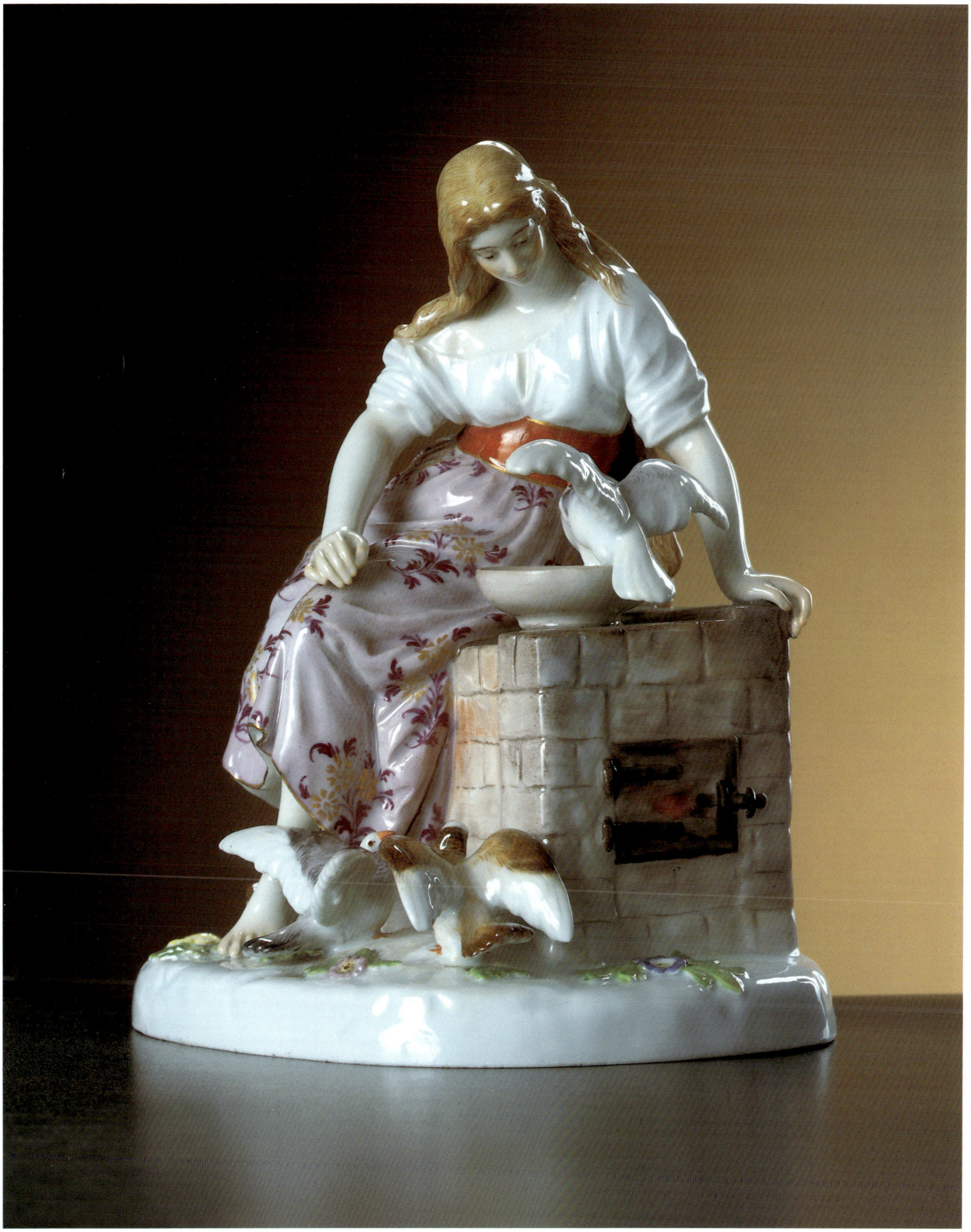

Grimm, Jakob (1785–1863) und Wilhelm (1786–1859)

DORNRÖSCHEN

In dem Augenblick aber, wo sie den Stich empfand, fiel sie auf das Bett nieder, das da stand, und lag in einem tiefen Schlaf. Und dieser Schlaf verbreitete sich über das ganze Schloß; der König und die Königin, die eben heimgekommen waren und in den Saal getreten waren, fingen an einzuschlafen und der ganze Hofstaat mit ihnen. Da schliefen auch die Pferde im Stall, die Hunde im Hofe, die Tauben auf dem Dach, die Fliegen an der Wand, ja, das Feuer, das auf dem Herde flackerte, ward still und schlief ein, und der Braten hörte auf zu brutzeln, und der Koch, der den Küchenjungen, weil er etwas versehen hatte, in den Haaren ziehen wollte, ließ ihn los und schlief. Und der Wind legte sich, und auf den Bäumen vor dem Schloß regte sich kein Blättchen mehr.

Aus:
Grimm, Jakob und Wilhelm:
Der goldene Schlüssel.
Märchen der Brüder Grimm.
Berlin; Weimar, 1972.

Rings um das Schloß aber begann eine Dornenhecke zu wachsen, die jedes Jahr höher ward und endlich das ganze Schloß umzog und darüber hinauswuchs, daß gar nichts mehr davon zu sehen war, selbst nicht die Fahne auf dem Dach. Es ging aber die Sage in dem Land von dem schönen schlafenden Dornröschen, denn so ward die Königstochter genannt, als daß von Zeit zu Zeit Königssöhne kamen und durch die Hecke in das Schloß dringen wollten. Es war ihnen aber nicht möglich, denn die Dornen, als hätten sie Hände, hielten fest zusammen, und die Jünglinge blieben darin hängen, konnten sich nicht wieder losmachen und starben eines jämmerlichen Todes. Nach langen, langen Jahren kam wieder einmal ein Königssohn in das Land und hörte, wie ein alter Mann von der Dornenhecke erzählte, es sollte ein Schloß dahinter stehen, in welchem eine wunderschöne Königstochter, Dornröschen genannt, schon seit hundert Jahren schliefe, und mit ihr schliefe der König und die Königin und der ganze Hofstaat. Er wußte auch von seinem Großvater, daß schon viele Königssöhne gekommen wären und versucht hätten, durch die Dornenhecke zu dringen, aber sie wären darin hängengeblieben und eines traurigen Todes gestorben. Da sprach der Jüngling: »Ich fürchte mich nicht, ich will hinaus und das schöne Dornröschen sehen.« Der gute Alte mochte ihm abraten, wie er wollte, er hörte nicht auf seine Worte.

Nun waren aber gerade die hundert Jahre verflossen, und der Tag war gekommen, wo Dornröschen wieder erwachen sollte. Als der Königssohn sich der Dornenhecke näherte, waren es lauter große, schöne Blumen, die taten sich von selbst auseinander und ließen ihn unbeschädigt hindurch, und hinter ihm taten sie sich wieder als eine Hecke zusammen. Im Schloßhof sah er die Pferde und scheckigen Jagdhunde liegen und schlafen, auf dem Dache saßen die Tauben und hatten das Köpfchen unter den Flügeln gesteckt. Und als er ins Haus kam, schliefen die Fliegen an der Wand, der Koch in der Küche hielt noch die Hand, als wollte er den Jungen anpacken, und die Magd saß vor dem schwarzen Huhn, das sollte gerupft werden. Da ging er weiter und sah im Saale den ganzen Hofstaat liegen und schlafen, und oben bei dem Throne lag der König und die Königin. Da ging er nicht weiter, und alles war so still, daß einer seinen Atem hören konnte, und endlich kam er zu dem Turm und öffnete die Türe zu der kleinen Stube, in welcher Dornröschen schlief. Da lag es und war so schön, daß er die Augen nicht abwenden konnte, und er bückte sich und gab ihm einen Kuß. Wie er es mit dem Kuß berührt hatte, schlug Dornröschen die Augen auf, erwachte und blickte ihn ganz freundlich an. Da gingen sie zusammen herab, und der König erwachte und die Königin und der

34
Wandbild »Dornröschen«
Form-Nr.: ohne
Modelljahr: 1977
Form- und Dekorgestalter:
Heinz Werner
Dekor-Nr.: 931009 (neu)
Dekor: Unterglasur- und
Aufglasurfarben,
Lösungsfarben und Gold
Objektdatierung: 1977
Inventar-Nr.: 20047
Höhe: 52,5 cm
Breite: 53,4 cm

ganze Hofstaat, und sahen einander mit großen Augen an. Und die Pferde im Hof standen auf und rüttelten sich; die Jagdhunde sprangen und wedelten; die Tauben auf dem Dache zogen das Köpfchen unterm Flügel hervor, sahen umher und flogen ins Feld; die Fliegen an den Wänden krochen weiter; das Feuer in der Küche erhob sich, flackerte und kochte das Essen; der Braten fing wieder an zu brutzeln; und der Koch gab dem Jungen eine Ohrfeige, daß er schrie; und die Magd rupfte das Huhn fertig. Und da wurde die Hochzeit des Königssohns mit dem Dornröschen in aller Pracht gefeiert, und sie lebten vergnügt bis an ihr Ende.

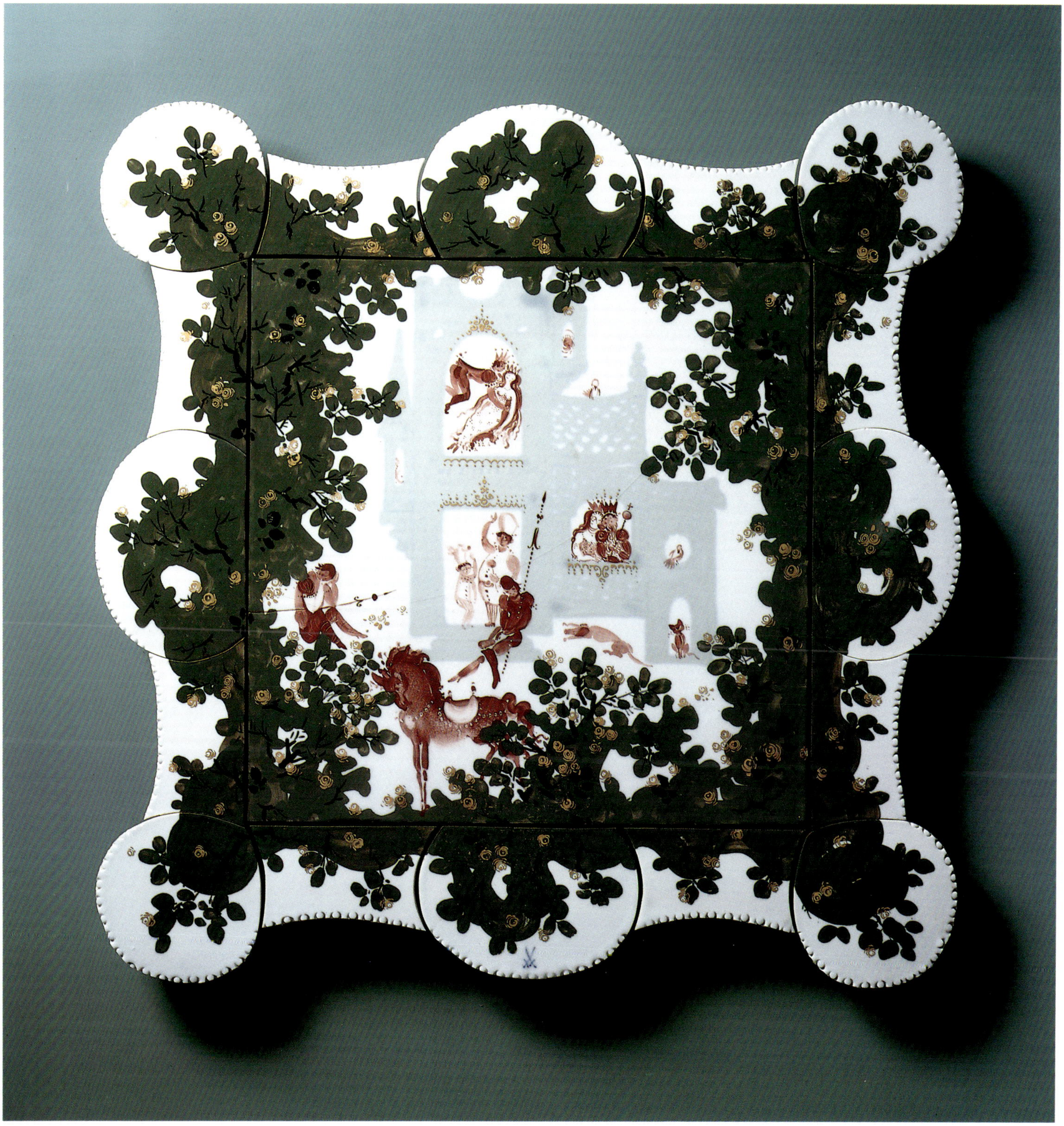

Grimm, Jakob (1785 – 1863) und Wilhelm (1786 – 1859)

HÄNSEL UND GRETEL

Hänsel sagte zu Gretel: »Wir werden den Weg schon finden«, aber sie fanden ihn nicht. Sie gingen die ganze Nacht und noch einen Tag von Morgen bis Abend, aber sie kamen aus dem Wald nicht heraus und waren so hungrig, denn sie hatten nichts als die paar Beeren, die auf der Erde standen. Und weil sie so müde waren, daß die Beine sie nicht mehr tragen wollten, so legten sie sich unter einen Baum und schliefen ein.

Nun war's schon der dritte Morgen, daß sie ihres Vaters Haus verlassen hatten. Sie fingen wieder an zu gehen, aber sie gerieten immer tiefer in den Wald, und wenn nicht bald Hilfe kam, so mußten sie verschmachten. Als es Mittag war, sahen sie ein schönes schneeweißes Vöglein auf einem Ast sitzen, das sang so schön, daß sie stehenblieben und ihm zuhörten. Und als es fertig war, schwang es seine Flügel und flog vor ihnen her, und sie gingen ihm nach, bis sie zu einem Häuschen gelangten, auf dessen Dach es sich setzte, und als sie ganz nah herankamen, so sahen sie, daß das Häuslein aus Brot gebaut war und mit Kuchen gedeckt; aber die Fenster waren von hellem Zucker. »Da wollen wir uns dranmachen«, sprach Hänsel, »und eine gesegnete Mahlzeit halten. Ich will ein Stück vom Dach essen, Gretel, du kannst vom Fenster essen, das schmeckt süß.« Hänsel reichte in die Höhe und brach sich ein wenig vom Dach ab, um zu versuchen, wie es schmeckte, und Gretel stellte sich an die Scheiben und knusperte daran.

Da rief eine feine Stimme aus der Stube heraus: »Knuper, knuper, kneischen, wer knupert an meinem Häuschen?«

Die Kinder antworteten: »Der Wind, der Wind, das himmlische Kind«, und aßen weiter, ohne sich irremachen zu lassen. Hänsel, dem das Dach sehr gut schmeckte, riß ein großes Stück davon herunter, und Gretel stieß eine ganz runde Fensterscheibe heraus, setzte sich nieder und tat sich wohl damit. Da ging auf einmal die Türe auf, und eine steinalte Frau, die sich auf eine Krücke stützte, kam herausgeschlichen. Hänsel und Gretel erschraken so gewaltig, daß sie fallen ließen, was sie in den Händen hielten. Die Alte aber wackelte mit dem Kopfe und sprach: »Ei, ihr lieben Kinder, wer hat euch hierhergebracht? Kommt nur herein und bleibt bei mir, es geschieht euch kein Leid.« Sie faßte beide an der Hand und führte sie in ihr Häuschen. Da ward gutes Essen aufgetragen, Milch und Pfannekuchen mit Zucker, Äpfel und Nüsse. Hernach wurden zwei schöne Bettlein weiß gedeckt, und Hänsel und Gretel legten sich hinein und meinten, sie wären im Himmel …

Aus:
Grimm, Jakob und Wilhelm:
Der goldene Schlüssel.
Märchen der Brüder Grimm.
Berlin; Weimar, 1972.

35
Weihnachtsschale mit Motiv
»Hänsel und Gretel«
Form-Nr.: N 244 (alt)
Modelljahr: 1934
Form- und Dekorgestalter:
Emil Paul Börner
Dekor:
Scharffeuerfarbenmalerei
Objektdatierung: 1934
Inventar-Nr.: 3770
Durchmesser: 25 cm

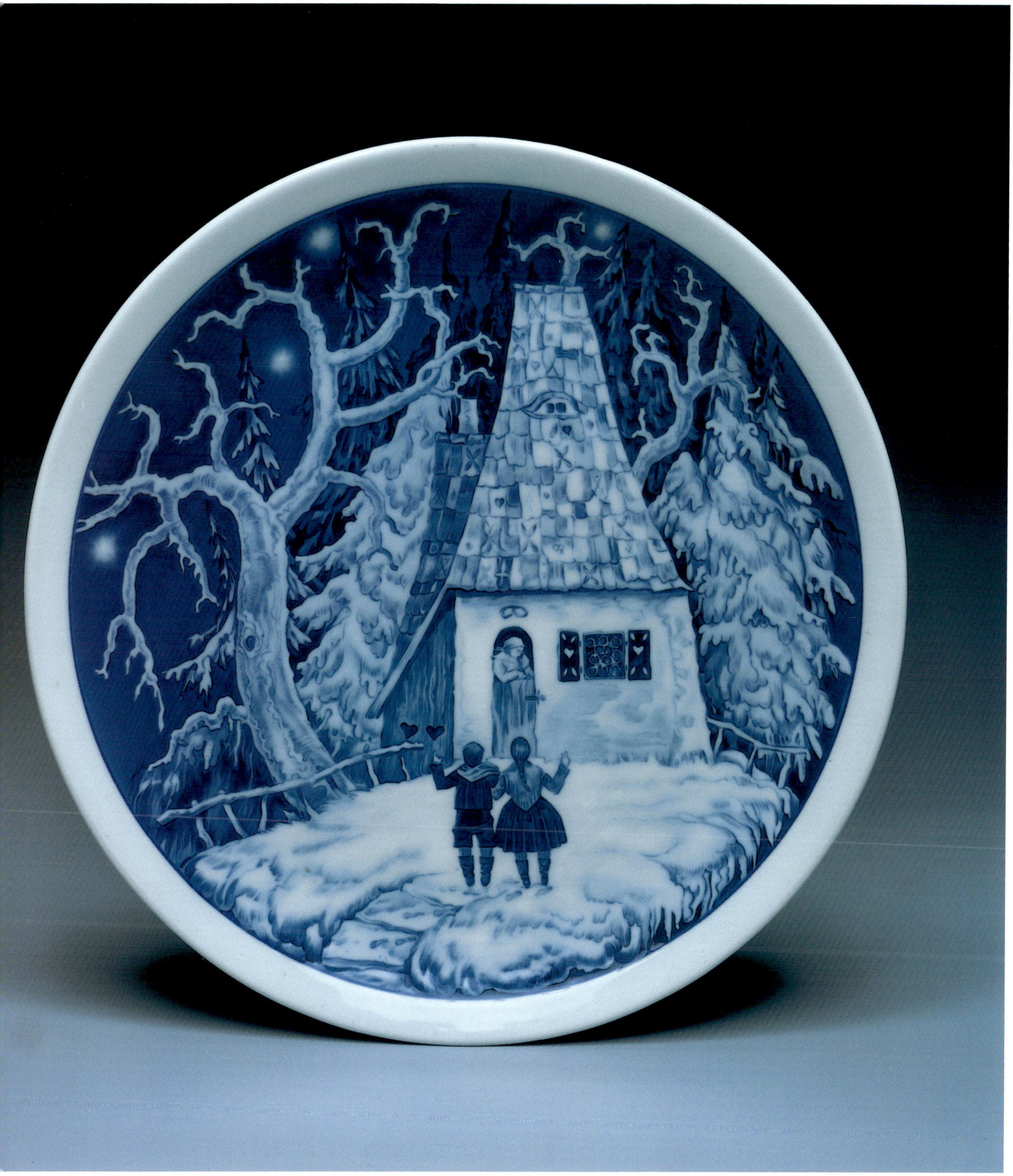

Grimmelshausen, Hans Jakob Christoffels von (1621/22–1676)

DER ABENTEUERLICHE SIMPLICISSIMUS TEUTSCH

Aus:
Grimmelshausen, Hans Jakob Christoffels von:
Der abenteuerliche Simplicissimus Teutsch.
Leipzig, 1927.

Mein Knan (denn also nennet man die Väter im Spessart) hatte einen eignen Palast so sondrer Art, dergleichen ein jeder König mit eigenen Händen zu bauen nicht vermag. Er war mit Lehm gemalet und anstatt des unfruchtbaren Schiefers, kalten Bleies und roten Kupfers mit Stroh bedeckt, darauf das edle Getreide wächst ... In meinem zehnjährigen Alter hatte ich schon die Anfangsgründe in den adeligen Exerzitien meines Knans begriffen. Sonst war ich ein trefflicher Musikus auf der Sackpfeifen, mit der ich schöne Jammergesäng machen konnte. Ich kannte weder Gott noch Menschen, weder Himmel noch Hölle, weder Engel noch Teufel und wußte weder Gutes noch Böses zu unterscheiden; daher ohnschwer zu gedenken, daß ich wie unsere ersten Eltern im Paradies gelebt, die in ihrer Unschuld von Krankheit, Tod und Sterben, oder gar von der Auferstehung, nichts gewußt. Ich sage: O edles Leben, das ich damals führte! Mein Knan wollte mich solche Glückseligkeit nicht länger genießen lassen, sondern schätzte billig, daß ich meiner adeligen Geburt gemäß auch adelig tun und leben sollte; derowegen fing er an, mich zu höheren Dingen heranzuziehen und mir schwerere Lektiones aufzugeben ... Der Knan begabte mich mit der herrlichsten Würde, so sich allein bei seiner Hofhaltung befand, nämlich mit dem Hirtenamt. Er vertraute mir erstlich seine Säu, zweitens seine Ziegen und zuletzt seine ganze Herde Schafe, daß ich selbige hüten, weiden und vermittelst meiner Sackpfeifen vor dem Wolf beschützen sollte. Damals gleichete ich wohl dem David – außer daß jener anstatt der Sackpfeife nur eine Harfe hatte – welches kein schlimmer Anfang. Ja, möchte mir jemand vorwerfen: das waren heilige, gottergebene Menschen und keine Spessarter Bauernbuben, die von Gott nichts wußten. Ich muß es zugestehen: aber was hat meine damalige Unschuld dessen zu entgelten? Bei den alten Heiden fand man sowohl solche Exempla als bei dem auserwählten Volk Gottes. Unter den Römern sind vornehme Geschlechter gewesen, so sich ohne Zweifel Bubulcos, Statilios, Pomponios, Vitulos, Vitellios, Annios, Capras und dergleichen genennet, weil sie mit dergleichen Viehe umgegangen und solches auch vielleicht gehütet. Fürwahr, Romulus und Remus sind selbst Hirten gewesen; Spartakus, vor welchem sich die ganze römische Macht so hoch entsetzt, war ein Hirt. Hirten sind gewesen Paris, des Königs Priamus Sohn, und Anchises, des trojanischen Fürsten Äneas Vater ... Da fing ich an mit meiner Sackpfeifen so gut ins Geschirr zu gehn, also daß ich vor einem Wolf, welcher mir stetig im Sinn lag, mich sicher genug zu sein bedünkte. Meine Meuder (also heißen die Mütter im Spessart) hat oft gesagt, sie besorge, die Hühner würden dermaleins von meinem Gesang sterben, als beliebte mir auch zu singen. Sehr weit kam ich nicht mit meinem Gesang, denn ich samt meiner Herd Schafe war gleichsam in einem Augenblick von einem Trupp Kürassierer umgeben, welche im großen Wald verirret gewesen und durch meine Musik und Hirtengeschrei wieder zurecht gebracht worden waren. Hoho, gedacht ich, dies sind die vierbeinigen Schelmen und Dieb, davon dir dein Knan sagte! Denn ich sah anfänglich Roß und Mann vor ein einzige Kreatur an und vermeinte nicht anders, als es müßten Wölfe sein, derowegen diese schröcklichen Pferdemenschen ins Bockshorn jagen und sie wieder vertreiben wollte. Ich hatte aber zu solchem End meine Sackpfeife kaum aufgeblasen, da ertappte mich einer von ihnen beim Flügel und schleuderte mich so ungestüm auf ein leer Baurenpferd, so sie neben anderm mehr auch erbeutet hatten, daß ich auf der andern Seite wieder herab auf meine liebe Sackpfeife fallen mußte, welche erbärmlich anfing zu schreien. Was mich zum meisten verdroß, war dieses, daß die Reuter vorgaben, ich hätte der Sackpfeife im Fallen wehe getan, darum sie dann so ketzerlich geschrien hätte. Also ging meine Mähre mit mir dahin, in einem stetigen Trab bis in meines Knans Hof ...

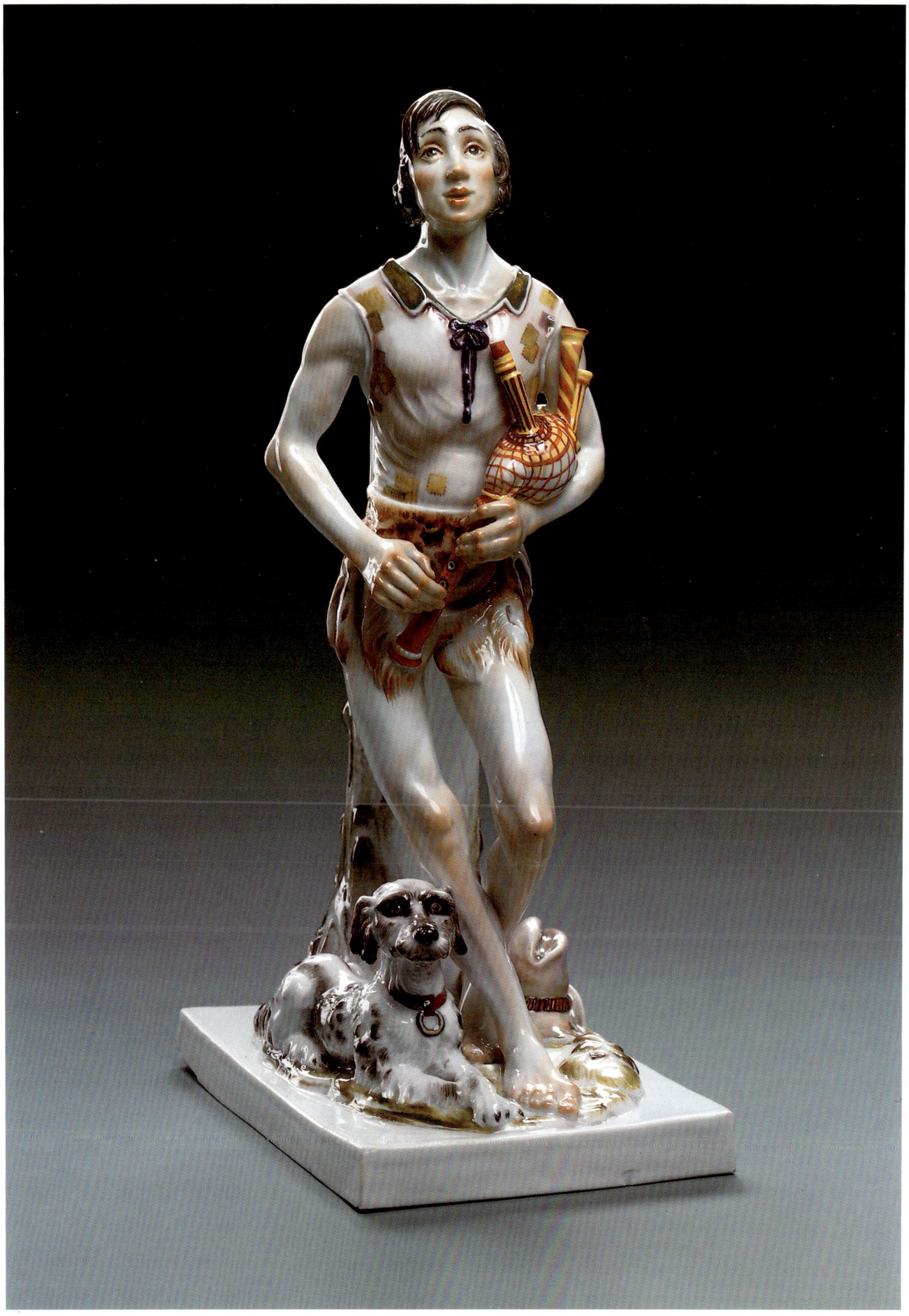

36
Figurengruppe
»Simplicissimus«
Form-Nr.: A 1176 (alt)
Modelljahr: 1927
Formgestalter:
Willi Münch-Khe
Staffage: bunte
Aufglasurfarben
(sign. W. Münch – K.)
Objektdatierung:
zwischen 1927 und 1934
Inventar-Nr.: 3520
Höhe: 31,0 cm
Breite: 11,6 cm
Tiefe: 17,7 cm

Hauff, Wilhelm (1802–1827)
DIE GESCHICHTE VOM KLEINEN MUCK

Aus:
Hauff, Wilhelm: Märchen,
Leipzig, 1968.

Eines Morgens, als die Frau Ahavzi ausgegangen war, zupfte ihn eines der Hundlein, welches von der Frau immer sehr stiefmütterlich behandelt wurde, dessen Gunst er sich aber durch allerlei Liebesdienste in hohem Grade erworben hatte, an seinen weiten Beinkleidern und gebärdete sich dabei, wie wenn Muck ihm folgen sollte. Muck, welcher gerne mit den Hunden spielte, folgte ihm, und siehe da, das Hundlein führte ihn in die Schlafkammer der Frau Ahavzi vor eine kleine Tür, die er nie zuvor dort bemerkt hatte. Die Tür war halb offen. Das Hundlein ging hinein, und Muck folgte ihm, und wie freudig war er überrascht, als er sah, daß er sich in dem Gemach befinde, das schon lange das Ziel seiner Wünsche war. Er spähte überall umher, ob er kein Geld finden könnte, fand aber nichts. Nur alte Kleider und wunderlich geformte Geschirre standen umher. Eines dieser Geschirre zog seine besondere Aufmerksamkeit auf sich. Es war von Kristall, und schöne Figuren waren darauf ausgeschnitten. Er hob es auf und drehte es nach allen Seiten. Aber, o Schrecken! Er hatte nicht bemerkt, daß es einen Deckel hatte, der nur leicht darauf hingesetzt war. Der Deckel fiel herab und zerbrach in tausend Stücken. Lange stand der kleine Muck vor Schrecken leblos. Jetzt war sein Schicksal entschieden, jetzt mußte er entfliehen, sonst schlug ihn die Alte tot. Sogleich war auch seine Reise beschlossen, und nur noch einmal wollte er sich umschauen, ob er nichts von den Habseligkeiten der Frau Ahavzi zu seinem Marsch brauchen könnte. Da fielen ihm ein Paar mächtig große Pantoffeln ins Auge; sie waren zwar nicht schön, aber seine eigenen konnten keine Reise mehr mitmachen; auch zogen ihn jene wegen ihrer Größe an; denn hatte er diese am Fuß, so mußten ihm hoffentlich alle Leute ansehen, daß er die Kinderschuhe vertreten habe. Er zog also schnell seine Töffelein aus und fuhr in die großen hinein. Ein Spazierstöcklein mit einem schön geschnittenen Löwenkopf schien ihm auch hier allzu müßig in der Ecke zu stehen; er nahm es also mit und eilte zum Zimmer hinaus. Schnell ging er jetzt auf seine Kammer, zog sein Mäntelein an, setzte den väterlichen Turban auf, steckte den Dolch in den Gürtel und lief, so schnell ihn seine Füße trugen, zum Haus und zur Stadt hinaus. Vor der Stadt lief er, aus Angst vor der Alten, immer weiter fort, bis er vor Müdigkeit beinahe nicht mehr konnte. So schnell war er in seinem ganzen Leben nicht gegangen; ja es schien ihm, als könne er gar nicht aufhören zu rennen, denn eine unsichtbare Gewalt schien ihn fortzureißen. Endlich bemerkte er, daß es mit den Pantoffeln eine eigene Bewandtnis haben müsse; denn diese schossen immer fort und führten ihn mit sich. Er versuchte auf allerlei Weise stillzustehen, aber es wollte nicht gelingen; da rief er in der höchsten Not, wie man den Pferden zuruft, sich selbst zu: »Oh – oh, halt, oh!« Da hielten die Pantoffeln, und Muck warf sich erschöpft auf die Erde nieder. Die Pantoffeln freuten ihn ungemein. So hatte er sich denn doch durch seine Dienste etwas erworben, das ihm in der Welt auf seinem Weg, das Glück zu suchen, forthelfen konnte. Er schlief trotz seiner Freude vor Erschöpfung ein, denn das Körperlein des kleinen Muck, das einen so schweren Kopf zu tragen hatte, konnte nicht viel aushalten. Im Traum erschien ihm das Hundlein, welches ihm im Haus der Frau Ahavzi zu den Pantoffeln verholfen hatte, und sprach zu ihm: »Lieber Muck, du verstehst den Gebrauch der Pantoffeln noch nicht recht; wisse, daß wenn du dich in ihnen dreimal auf dem Absatz herumdrehst, so kannst du hinfliegen, wohin du nur willst; und mit dem Stöcklein kannst du Schätze finden, denn wo Gold vergraben ist, da wird es dreimal auf die Erde schlagen, bei Silber zweimal.« So träumte der kleine Muck …

37
Figur »Der kleine Muck«
Form-Nr.:
S 223 (alt), 73389 (neu)
Modelljahr: 1955
Formgestalter:
Helmut Georg Schulz
Staffage: Aufglasurfarben und Gold
Objektdatierung: 1973
Inventar-Nr.: 11713
Höhe: 17cm

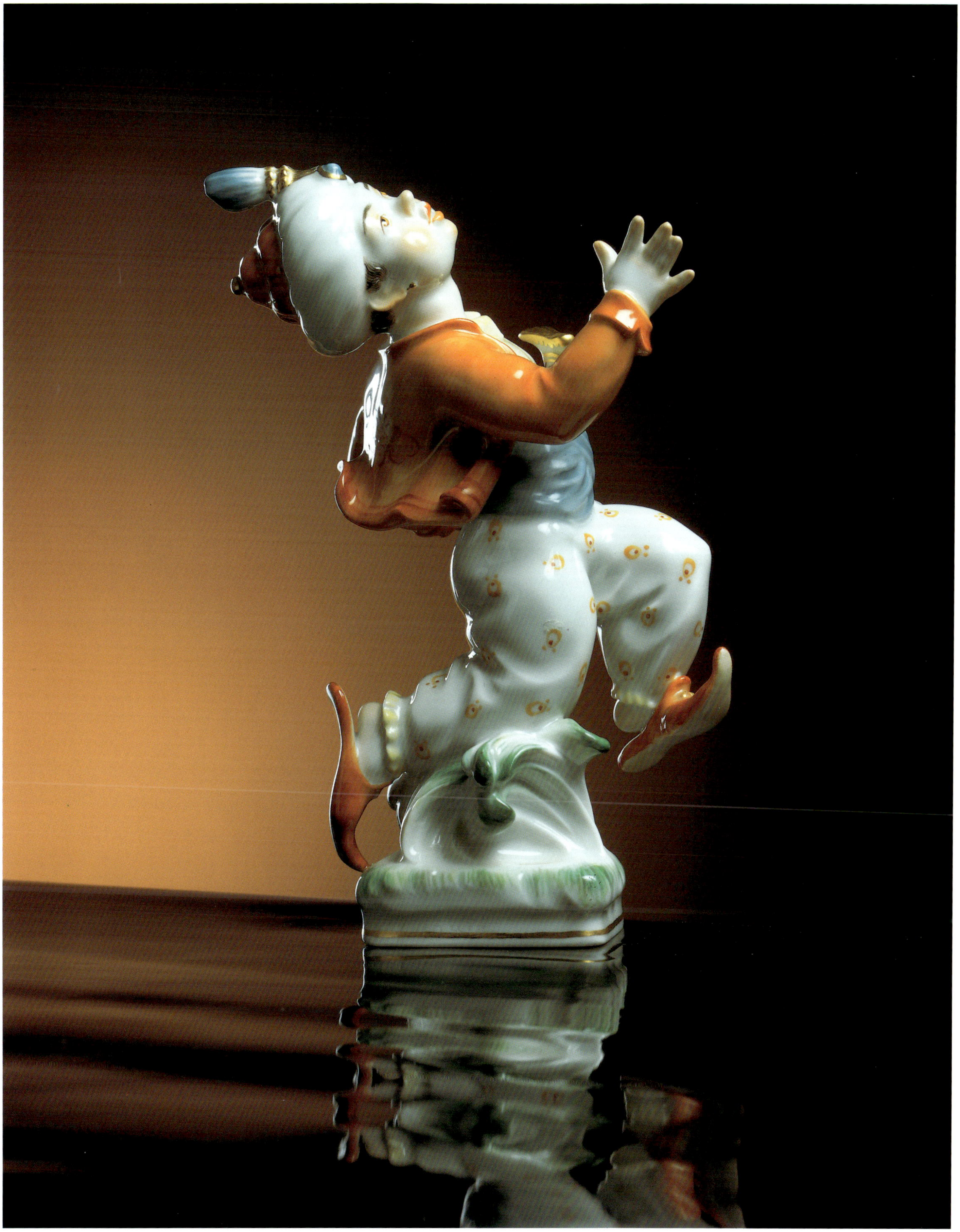

Heine, Heinrich (1797–1856)

LORELEI

Ich weiß nicht, was soll es bedeuten,
Daß ich so traurig bin;
Ein Märchen aus alten Zeiten,
Das kommt mir nicht aus dem Sinn.

Die Luft ist kühl und es dunkelt,
Und ruhig fließt der Rhein;
Der Gipfel des Berges funkelt
Im Abendsonnenschein.

Die schönste Jungfrau sitzet
Dort oben wunderbar,
Ihr goldnes Geschmeide blitzet,
Sie kämmt ihr goldenes Haar.

Sie kämmt es mit goldenem Kamme,
Und singt ein Lied dabei;
Das hat eine wundersame,
Gewaltige Melodei.

Den Schiffer im kleinen Schiffe
Ergreift es mit wildem Weh;
Er schaut nicht die Felsenriffe,
Er schaut nur hinauf in die Höh'.

Ich glaube, die Wellen verschlingen
Am Ende Schiffer und Kahn;
Und das hat mit ihrem Singen
Die Lorelei getan.

Aus:
Buch der Lieder. Die Heimkehr. 1823–1824. Leipzig, 1978.

38
Figur »Lorelei«
Form-Nr.: N 137 (alt)
Modelljahr: 1882
Formgestalter:
Ernst Julius Hähnel
Staffage: weiß
(undekoriert / Schriftzug geritzt »E. Haenel fec.«)
Objektdatierung: vor 1924
Inventar-Nr.: 19957
Höhe: 44,5 cm

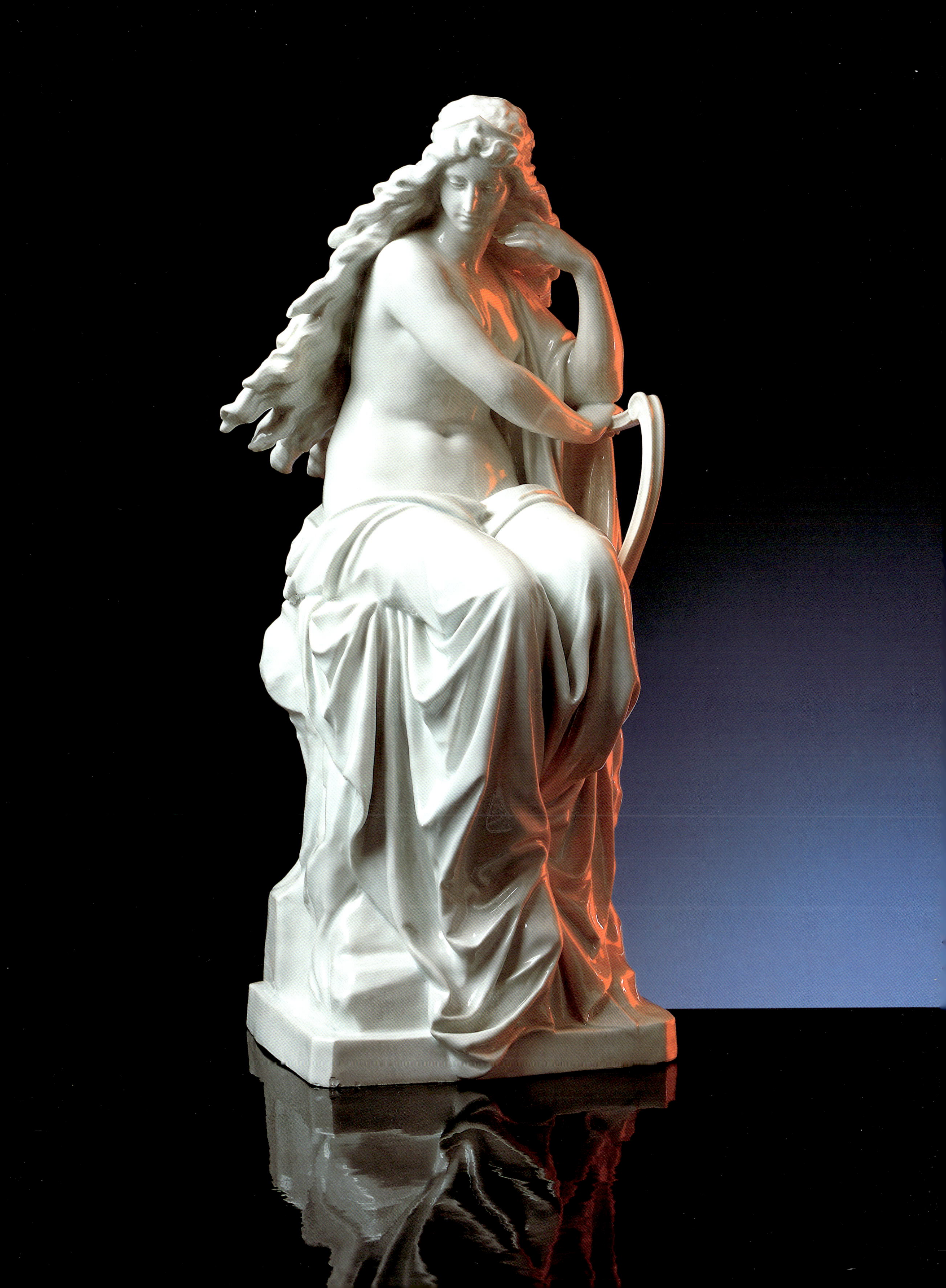

Hoffmann, E. T. A. (1776–1822)
DER GOLDENE TOPF

Es ist hier am Orte ein alter wunderlicher, merkwürdiger Mann, man sagt, er treibe allerlei geheime Wissenschaften, da es nun aber dergleichen eigentlich nicht gibt, so halte ich ihn eher für einen forschenden Antiquar, auch wohl nebenher für einen experimentierenden Chemiker. Ich meine niemand anderen als unseren geheimen Archivarius Lindhorst. Er lebt, wie Sie wissen, einsam in seinem entlegenen alten Hause, und wenn ihn der Dienst nicht beschäftigt, findet man ihn in seiner Bibliothek oder in seinem chemischen Laboratorio, wo er aber niemanden hineinläßt. Er besitzt außer vielen seltenen Büchern eine Anzahl zum Teil arabischer, koptischer und gar in sonderbaren Zeichen, die keiner bekannten Sprache angehören, geschriebener Manuskripte. Diese will er auf geschickte Weise kopieren lassen, und es bedarf dazu eines Mannes, der sich darauf versteht, mit der Feder zu zeichnen, um mit der höchsten Genauigkeit und Treue alle Zeichen auf Pergament, und zwar mit Tusche, übertragen zu können …

Aus:
Der goldene Topf. Ein Märchen aus der neuen Zeit. E. T. A. Hoffmann, Poetische Werke, 1. Bd. Berlin, 1958.

Er stieg getrost die schöne breite Treppe hinauf und weidete sich an dem Duft des seltenen Räucherwerks, der durch das Haus floß. Ungewiß blieb er auf dem Flur stehen, denn er wußte nicht, an welche der vielen schönen Türen er wohl pochen sollte; da trat der Archivarius Lindhorst in einem weiten damastenen Schlafrock heraus und rief: »Nun, es freut mich, Herr Anselmus, daß Sie endlich Wort halten, kommen Sie mir nur nach, denn ich muß Sie ja doch gleich ins Laboratorium führen.« Damit schritt er schnell den langen Flur hinauf und öffnete eine kleine Seitentür, die in einen Korridor führte. Anselmus schritt getrost hinter dem Archivarius her; sie kamen aus dem Korridor in einen Saal oder vielmehr in ein herrliches Gewächshaus, denn von beiden Seiten bis an die Decke hinauf standen allerlei seltene wunderbare Blumen, ja große Bäume mit sonderbar gestalteten Blättern und Blüten. – »Sie sehen recht possierlich aus in der gläsernen Perücke und den postpapiernen Stülpstiefeln!« – So rief und kickerte und neckte es aus allen Winkeln hervor – ja dicht neben dem Studenten, der nun erst wahrnahm, wie allerlei bunte Vögel ihn umflatterten und ihn so in vollem Gelächter aushöhnten. – In dem Augenblick schritt der Feuerlilienbusch auf ihn zu, und er sah, daß es der Archivarius Lindhorst war, dessen blumichter, in Gelb und Rot glänzender Schlafrock ihn nur getäuscht hatte.

»Verzeihen Sie, werter Herr Anselmus,« sagte der Archivarius, »daß ich Sie stehen ließ, aber vorübergehend sah ich nur nach meinem schönen Cactus, der diese Nacht seine Blüten aufschließen wird – aber wie gefällt Ihnen denn mein kleiner Hausgarten?« »Ach Gott, über alle Maßen schön ist es hier, geschätztester Herr Archivarius,« erwiderte der Student, »aber die bunten Vögel mokieren sich über meine Wenigkeit gar sehr!« – »Was ist denn das für ein Gewäsche?« rief der Archivarius zornig in die Büsche hinein. Da flatterte ein großer grauer Papagei hervor, und, sich neben dem Archivarius auf einen Myrtenast setzend und ihn ungemein ernsthaft und gravitätisch durch eine Brille, die auf dem krummen Schnabel saß, anblickend, schnarrte er: »Nehmen Sie es nicht übel, Herr Archivarius, meine mutwilligen Buben sind einmal wieder recht ausgelassen …

39
Figurengruppe
»Archivarius Lindhorst«
Form-Nr.: A 1202 (alt)
Modelljahr: 1928
Formgestalter:
Willi Münch-Khe
Staffage: weiß (undekoriert)
Objektdatierung: zwischen 1928 und 1934
Inventar-Nr.: 17603
Höhe: 36 cm

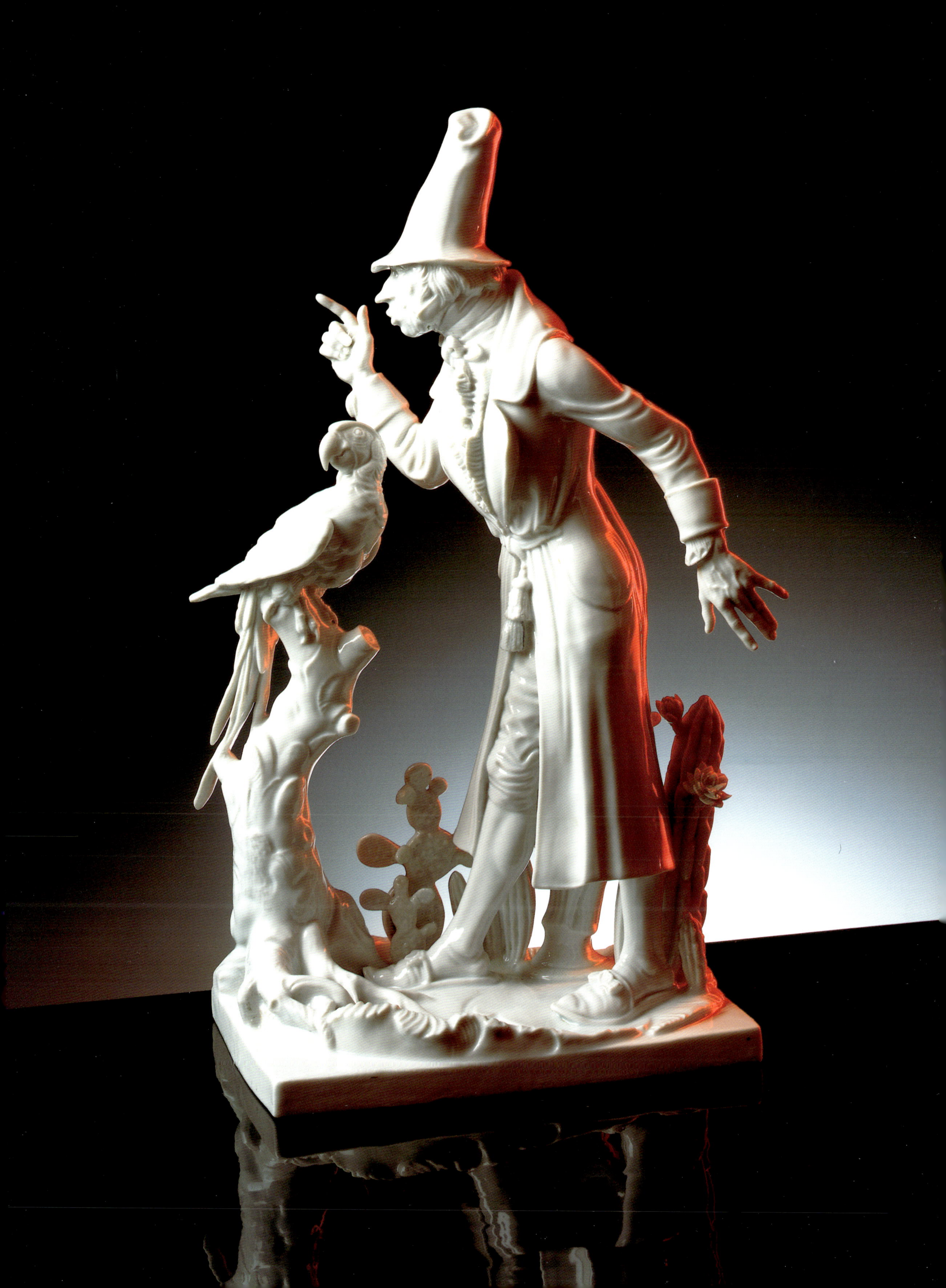

Jean Paul (1763–1825)

DR. KATZENBERGERS BADREISE

20. Summula · Zweiten Tages Buch

Aus:
Jean Paul: Jean Pauls Werke in zwei Bänden. Bd. 2. Berlin; Weimar, 1968.

In der Nacht schrieb Theoda an ihre Freundin: »Vor Verdruß mag ich dir vom dummen Heute gar nichts erzählen (das ohne Menschenverstand bleibt) bis morgen früh, wenn wir in Maulbronn einfahren. Denke, wir nachtlagern noch drei Stunden davon. Himmel, wie göttlich könnt ich morgen dort aufwachen und meinen Kopf aus dem Fenster stecken in die Aurora und in alles hinein! Aber dieses Feindschaftsstückchen hab ich bloß dem Freundschaftsstückchen zu danken, daß Herr von Nieß nach mir etwas fragt, ob ich ihm gleich meine Person und Seele so komisch geschildert habe, daß er selber lachen mußte. Aber sieh, so kann eine Mädchenseele dem Männerpoltergeist auch nicht unter einem Kutschenhimmel nahekommen, ohne wund gezwickt zu werden. Gib dem Teufel ein Haar, so bist du sein, gib einem Manne eines, so zerrt er dich daran so lange, bis er das Haar samt dem Kopfe hat. Der Bienenstich wird sonst mit Honig geheilt; aber diese Wespen geben dir erst die Honigblase und dann die Giftblase. Ich wollt, ich wär ein Mann, so duellierte ich mich so lange, bis keiner mehr übrig wäre, und legte einer Frau den Degen mit der Bitte zu Füßen, mich zu erstechen. Aber wir Weiber sind alle schon ein paar Jahre vor der Geburt verwahrloset und verbraten, und eh wir nur noch ein halbes Nadelköpfchen von Körper umhaben, sind wir schon voraus verliebt in die künftige Räuberbande und liebäugeln mit dem Taufpastor und Taufpaten.

Wieviel weißt du so? – Es ist aber überhaupt nicht viel. Nämlich den ganzen Reisetag hindurch hatte es Theudobachs angeblicher Freund (merke, ich unterstreich es) darauf angelegt, mein Gehirnchen und Herzchen in allen acht Kämmerchen ordentlich glühend zu heizen durch Anekdoten von ihm, durch Ausmalerei unserer dreifachen Zusammenkunft und sogar durch das Versprechen, noch abends vor dem stillen Monde, der besser dazu passe als das laute Räderwerk, mich näher mit seinem Freunde bekannt zu machen. Ich dachte dabei wahrlich, er würde mich nachts auf dem Gottesacker dem Dichter auf einmal vorstellen. Dazu kam mittags noch etwas Närrisches. Er brachte mir meinen Schal, mit unlesbarer Kreideschrift bedruckt; da er sie aber gegen den Spiegel hielt, so war zu lesen: ›Dein Namenvetter, schöne Th-da, wird dir bald für deinen Brief zum zweiten Male danken‹; worauf er mich hinab zu einer Birke führte, von deren Rinde wirklich er diese Zeile von des Dichters Hand am Tuche abgefärbt hatte. Am Ende mußte ich gar noch oben in seinem Zimmer auf den Fensterscheiben eine herrliche Sentenz vom Dichter finden, die ich dir auf der Rückseite abschreiben will. Seltsam genug! Aber abends war's doch nichts; und mein Vater brach gar mit einem Spaße darein.

Du Klare errietest nun wohl am frühesten, was Herr von N. bisher gewollt – nicht mich, sondern (was auch leichter zu haben ist) sich. Er kokettiert. – Wahrlich, die Männer sollten niemals kokettieren, da unter 99 Weibern immer 100 Gänse sind, die ihnen zuflattern; indes weibliche Koketterie weniger schadet, da die Männer als kältere und gleichsam kosmopolitische Spitzbuben selten damit gefangen werden, wenn sie nicht gar zu jung und unflügge im Neste sitzen. – Wahrlich, ein Mädchen, das ein Herz hat, ist schon halb dumm und wie geköpft.

40
Zwei Figuren »Geck« (li.), »Biedermeierdame« (re.)
Form-Nr.:
(li.) F 235 bzw. A 1006 (alt); 73307 (neu)
(re.) F 241 bzw. A 1007 (alt); 73308 (neu)
Modelljahr:
1916/19 (li.), 1917/18 (re.)
Formgestalter:
Paul Scheurich
Staffage: Aufglasurfarben und Gold (li.), Aufglasurfarben (re.)
Objektdatierung: 1919 (li.; geritzter Schriftzug »Scheurich«), vor 1924 (re.)
Inventar-Nrn.: 3678 (li.), 14109 (re.)
Höhe:
23,5 cm (li.), 23,2 cm (re.)

Der Zärtling steckt seinen Freund als Köder an die Angel, um damit eine verdutzte Grundel zu fangen; er, der, wenn auch kein Narr, doch ein Närrchen ist, und welcher schreit, wenn ein Wagen umfällt. Gott gehab dich wohl! Vergib mein Austoben. Ich bin doch allen Leuten gut und habe selber mit dem Teufel Mitleid, solang er in der Hölle sitzt und nicht auf der Erde streift. Der weichste Engel bringe dich über deine Hügel hinüber! Th.«

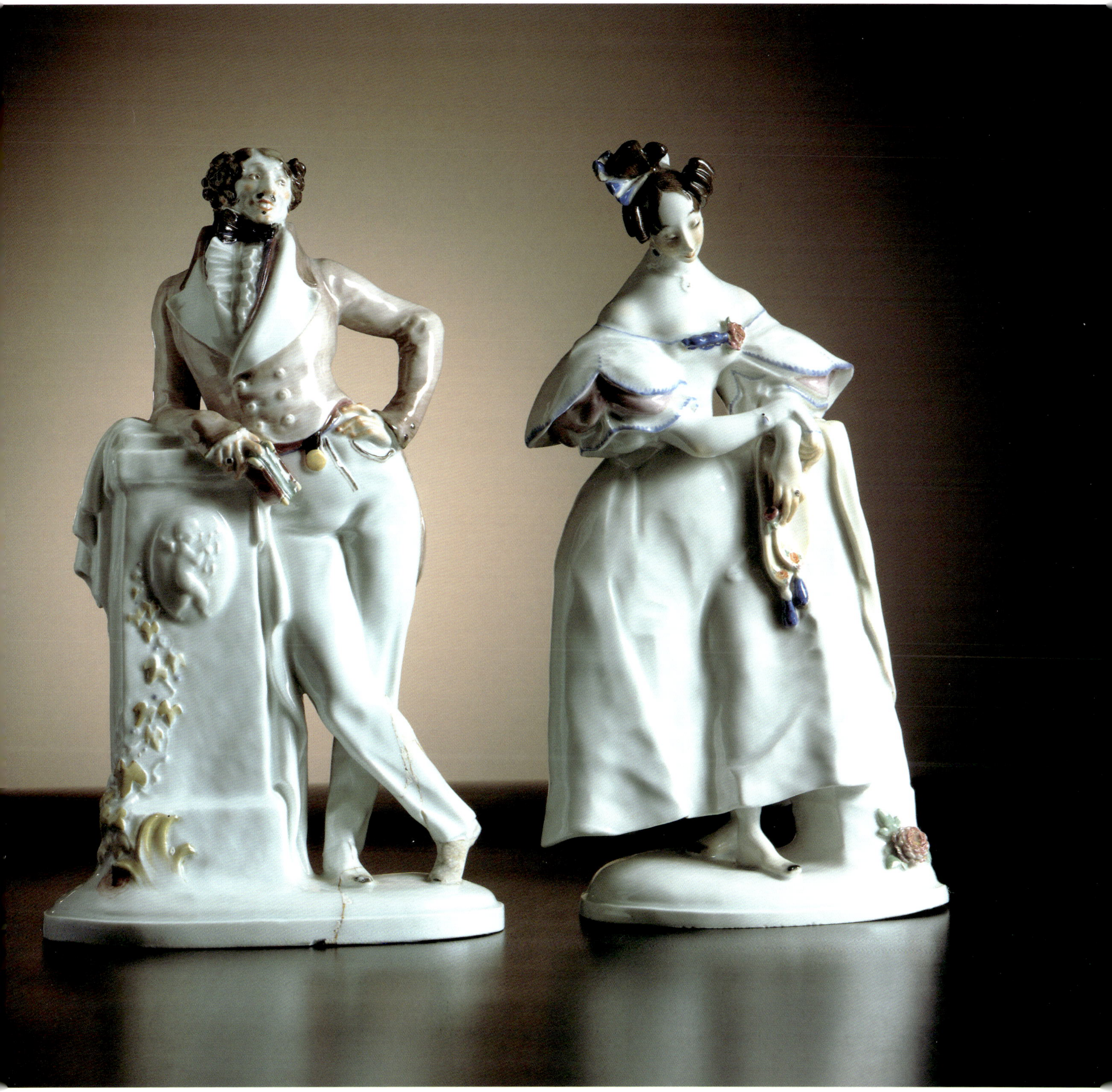

Kazner, Johann Friedrich August (1732–1798)

DIE KATZE UND DER KANARIENVOGEL

Ein Kanarienvogel hing in einem Zimmer und sang: eine Katze aber saß auf dem Boden und blickte mit unverwandten Augen nach dem Käfig.

»Wie mein Gesang das große Tier hier unten entzückt!« sprach der Kanarienvogel bei sich selbst und trillerte mit verdoppelten Kräften, daß die Wände des Zimmers widerschallten.

»Wie sich das kleine Närrchen dort oben bemüht, mir zu gefallen!« schnurrte Murner in seinen Bart. »In der Tat! Es wäre ein niedliches Fressen für mich zum Frühstück.«

Zur Beherzigung für das Fräulein, das sich auf die gnädige Attention des Prinzen – oder für das Bürgermädchen, das sich auf die Besuche des Junkers etwas zugute tut.

Aus:
Der Kuckuck sprach zur Nachtigall ... Fabeln von Luther bis Heine. Berlin; Weimar, 1988.

41
Figurengruppe
»Harlekin mit Katze, Vogelbauer und Vogel«
Form-Nr.:
456 (alt), 64518 (neu)
Modelljahr: 1743
Formgestalter:
Johann Friedrich Eberlein
Staffage: Aufglasurfarben und Gold
Objektdatierung: 1910
(Jubiläumsmarke 1710–1910)
Inventar-Nr.: 721
Höhe: 13 cm

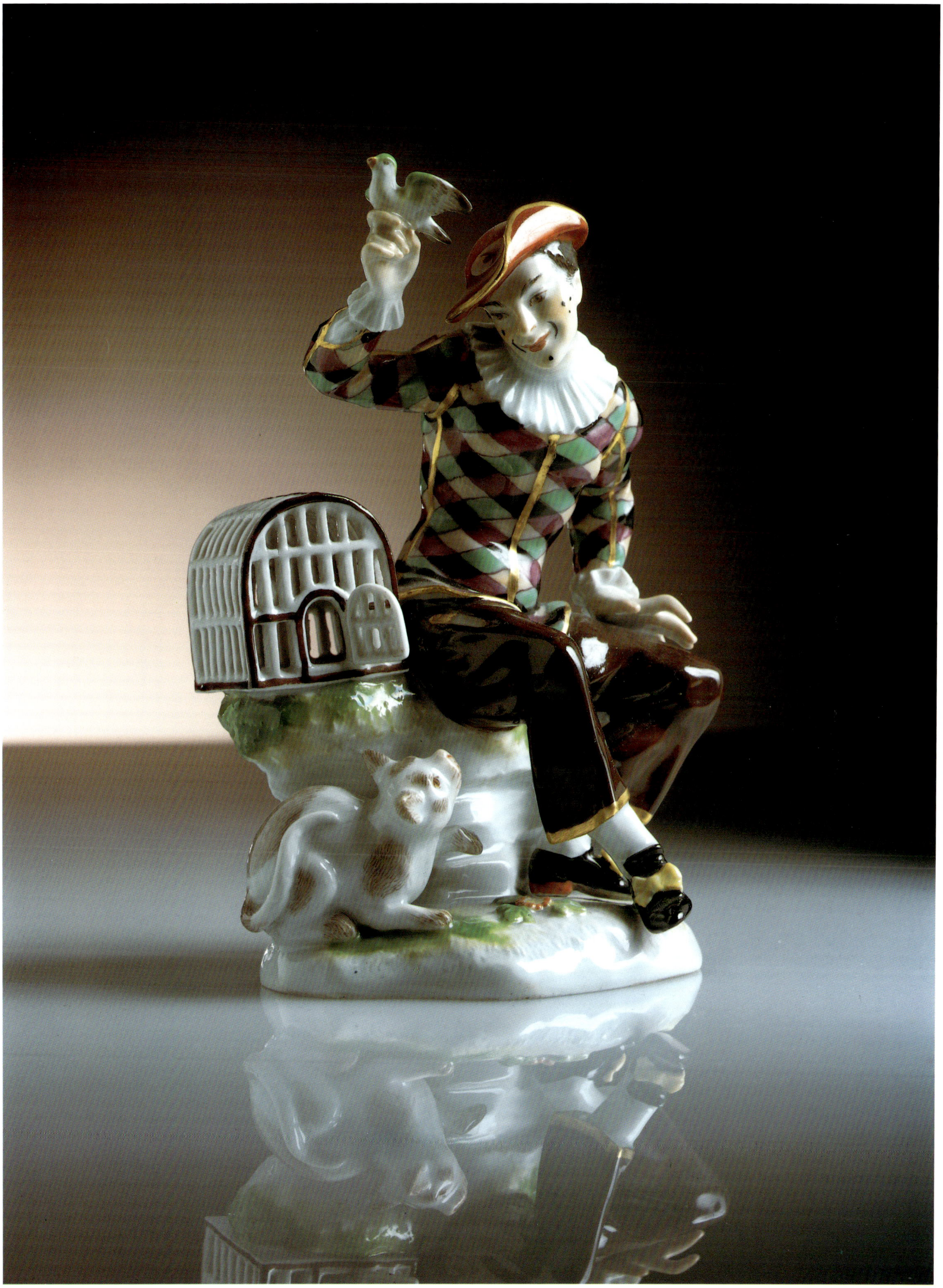

Lafontaine, Jean de (1621–1695)

AMOR IM REGEN

Ich lag zur Nacht und schlief
Ganz gegen Gewohnheit tief,
Da kam ein fremdes Kind
Und klopfte laut und rief:
»Mach auf, ich stehe nackt
In Kälte, Regen und Wind.«
Von Mitgefühl gepackt,
Lief ich zur Türe geschwind
Herein das frierende Kind.
Ich frag, welchen Namen es habe.
»Das sag ich dir bald«, sagte der Knabe,
»Nur mach zuerst mich trocken.«
Ich laß ihn am Feuer hocken.
Ein Bogen ist all seine Habe,
Er prüft, ob ihn des Windes
Und Regens Flut verzogen.

Aus:
Lafontaine, Jean de:
Der Teufel und die Papifeigen: Erzählungen und Novellen in Versen.
Leipzig; Weimar, 1987.

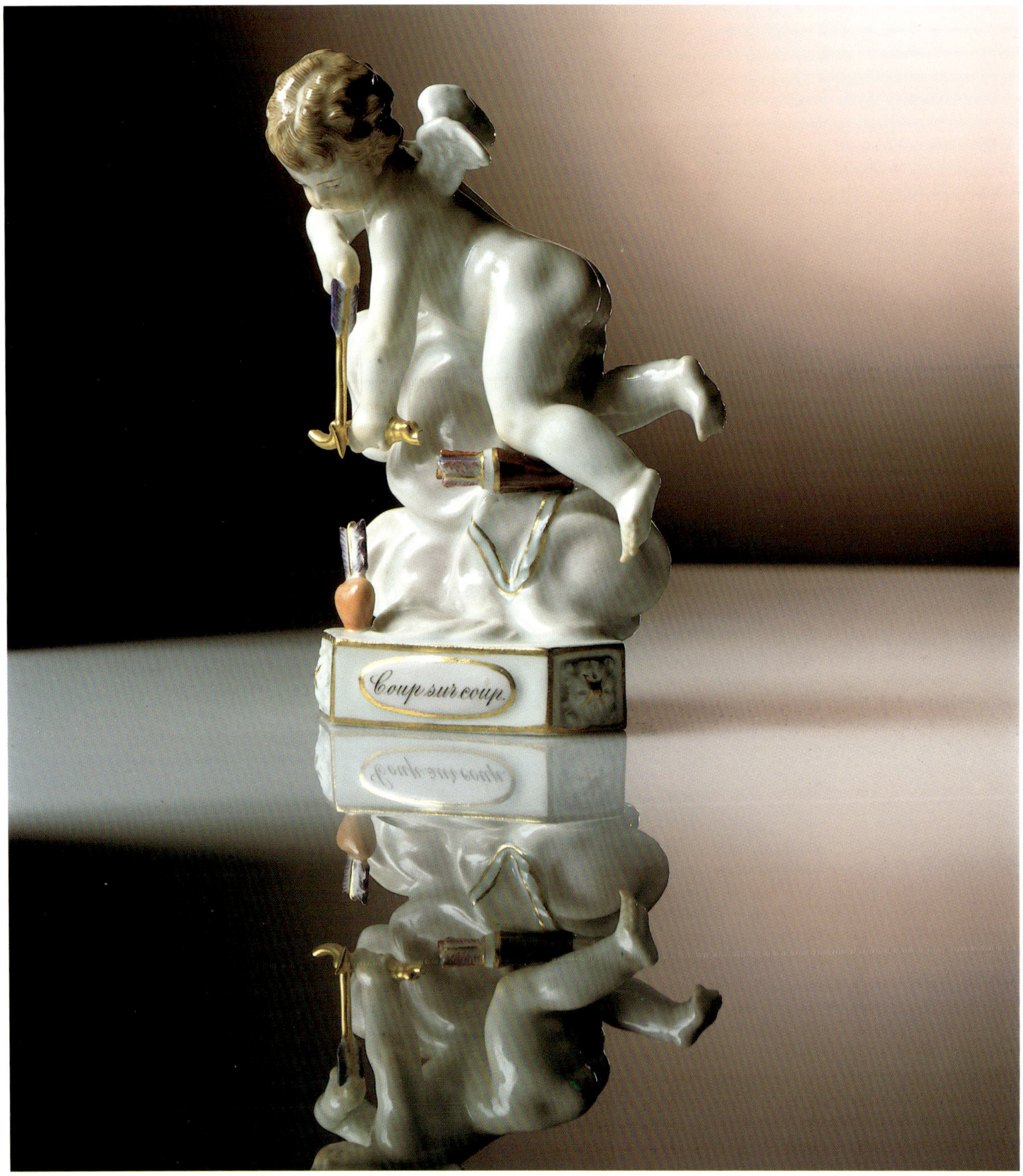

42
Figur »Devisenkind«
(»Coup sur coup«)
Form-Nr.: F 10 (alt), 60210 (neu)
Modelljahr: 1775
Formgestalter:
Michel Victor Acier
Staffage: Aufglasurfarben und Gold
Objektdatierung: vor 1900
Inventar-Nr.: 6593
Höhe: 12,7 cm

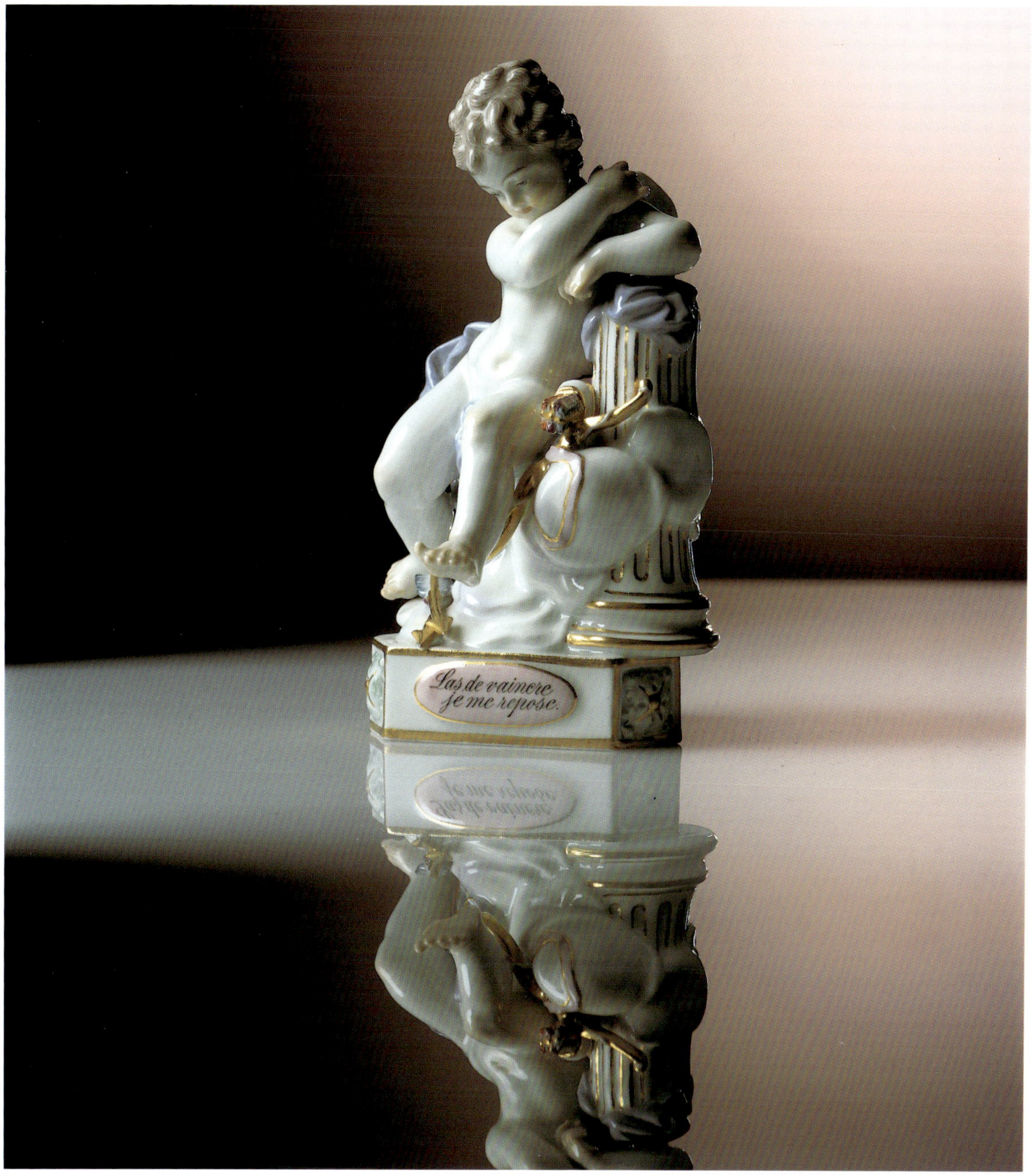

43
Figur »Devisenkind«
(»Las de vaincre je me repose«)
Form-Nr.: F 7 (alt), 60207 (neu)
Modelljahr: 1775
Formgestalter: Michel Victor Acier
Staffage: Aufglasurfarben und Gold
Objektdatierung: um 1880
Inventar-Nr.: 6595
Höhe: 12,7 cm

Trotzdem, ich mißtraue dem Bogen,
Nehm ich die Hände des Kindes,
Erwärm sie und sage zu mir:
»Was bist vor dem Knaben du hier
So ängstlich? Was braucht dir zu bangen?
Wie wäre, du Feiger, dir,
Wenn du Polyphem empfangen!«
Der Knabe schüttelte spielend
Und Teil um Teil befühlend
Die Waffe und schüttelt die Locken
Und legt einen Pfeil, der trocken,
Einen Siegespfeil wie im Scherz
Auf die prüfend gespannte Sehne –
Und schießt ihn mir mitten ins Herz.
»Dies«, sagt er, »mein Lohn für dich.
Erinnre dich gut an Climene
Und an Amor – so nenne ich mich.«
»Ah!« rief ich, »dich kenne ich.
Undankbarer, grausamer Bube,
Was hast du angerichtet
An dem, der dich verpflichtet!«
Der Schelm vollführte gewandt
Einen Luftsprung durch die Stube
Und sprach: »Kamerad, hab Dank.
Mein Bogen ist gut instand,
Dein Herz aber ist recht krank.«

Lafontaine, Jean de (1621–1695)

VENUS KALLIPYGOS

In Griechenzeiten gab's ein Schwesternpaar,
Berühmt durch Schönheit jenes Teils des Rückens,
Den nie man nennt als Weide des Entzückens.
Welche von beiden die noch schönere war,
Dies festzustellen rief man einen Mann
Von Fach als unpartei'schen Richter an.
Er hat den Preis der ältren zuerkannt
Und schenkte ihr bezaubert Herz und Hand.

Sein Bruder hat ein Beispiel dran genommen
Und war erfreut, die jüngre zu bekommen.
Den Schwestern wurde Glück und Lust zuteil,
Daß dankerfüllt sie einen Tempel gründeten:
Der Venus mit dem schönen Hinterteil.
Warum, das wissen nur die zwei Verbündeten.
Doch ist's der Tempel aus der Griechenzeit,
Dem ich die meiste Anbetung geweiht.

Aus:
Lafontaine, Jean de:
Der Teufel und die Papifeigen. Erzählungen und Novellen in Versen.
Leipzig; Weimar, 1987.

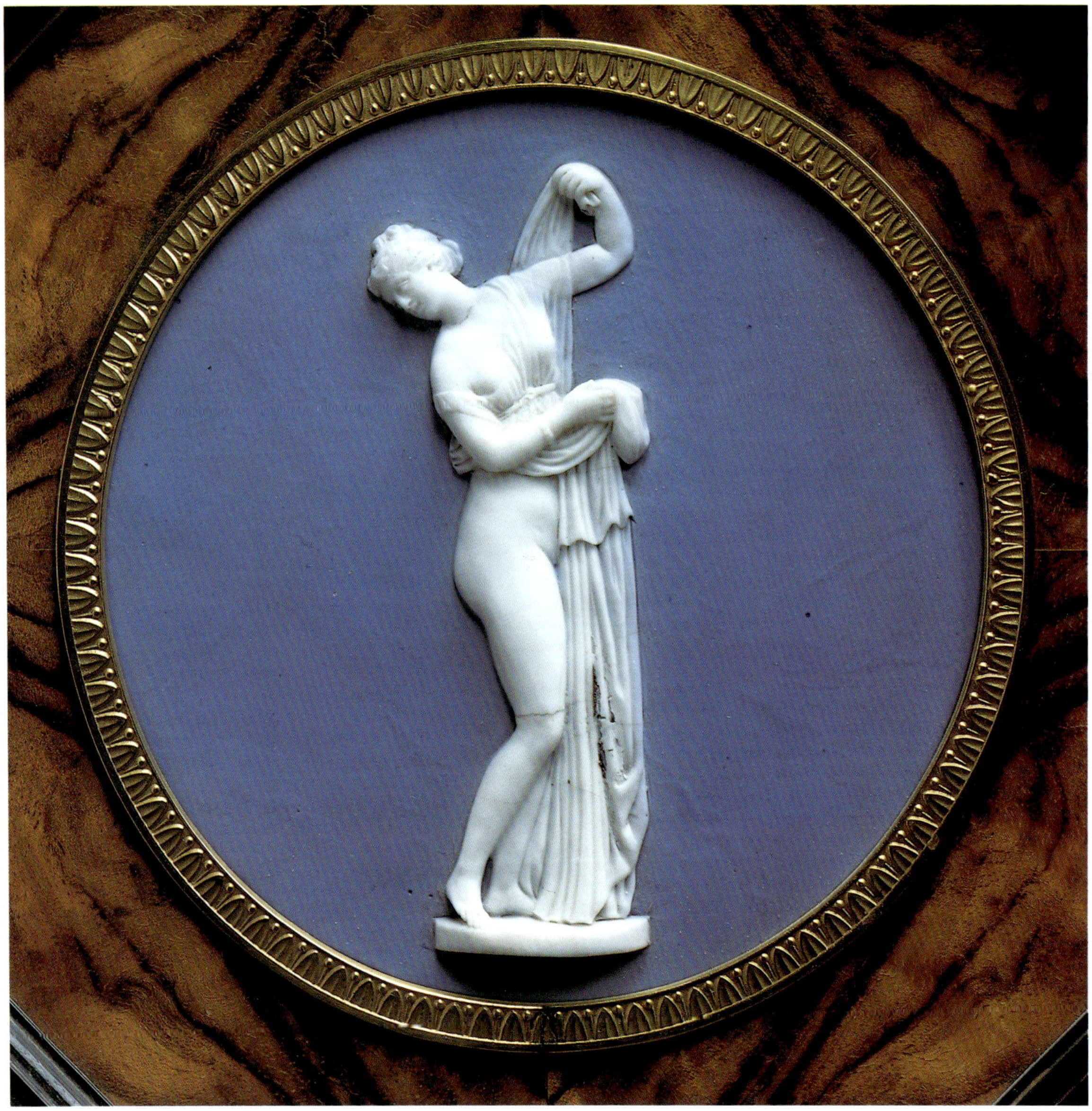

44
Medaillon
»Aphrodite Kallipygos«,
in der Art Wedgwood
(im Metallrahmen)
Form-Nr:. B 29 (alt)
Modelljahr: um 1769
Formgestalter: unbekannt
Material: Biskuit, weiß auf blauem Biskuithintergrund
Objektdatierung: um 1770
Inventar-Nr.: 18271
Durchmesser: 10,5 cm

Märchen aus Tausendundeiner Nacht

SCHEHERSAD

Aus:
Tausendundeine Nacht.
Die schönsten Geschichten.
Eingang. Gütersloh, 1965.

Nun hatte der oberste Vezier, dem er stets den Befehl gegeben hatte, die Frauen umzubringen, zwei Töchter. Die ältere hieß Schehersad und die jüngere Dinarsad. Jene hatte viele Bücher gelesen, unter andern auch philosophische und medizinische Werke; sie hatte Gedichte auswendig gelernt und kannte Geschichten, Volkstraditionen und Reden der Weisen und der Könige; sie war sehr gelehrt und gebildet. Einst sprach nun Schehersad zu ihrem Vater: »Mein Vater! Ich will dir mein Geheimnis anvertrauen; ich wünsche, daß du mich mit dem Sultan Scheherban verheiratest; denn ich will entweder die Welt von diesen Mordtaten befreien oder selbst sterben wie die andern.« Als ihr Vater, der Vezier, dies hörte, sagte er: »Du Törin, weißt du nicht, daß der König geschworen hat, jeden Morgen sein Mädchen töten zu lassen? Wenn ich dich also zu ihm führe, so wird er mit dir dasselbe tun.« Sie antwortete: »Ich will zu ihm geführt werden, mag er mich auch umbringen.« Da erwiderte der Vater: »Was fällt dir ein, daß du dich selbst so in Gefahr bringen willst?« Sie antwortete: »Führe mich nur zu ihm!« …

Nun, als er sich lange mit ihr abgemüht und geplagt hatte, ging er zum König Scheherban und wünschte ihm Glück, küßte die Erde vor ihm und sagte ihm, daß er ihm in der nächsten Nacht seine Tochter bringen werde. Der Sultan fragte ganz erstaunt: »Was ist dies? Da ich doch bei dem, der die Himmel gewölbt hat, dir morgen befehlen werde, sie umzubringen? Und tust du es nicht, so werde ich ohne weiteres dich umbringen lassen.« Er antwortete: »O König der Zeit! Sie hat es gewünscht, ich habe ihr alles gesagt, sie wollte nicht hören, sondern diese Nacht bei dir sein.« Der König sprach: »Gut, geh, mache Vorbereitungen zu ihrer Ankunft und bring sie diese Nacht zu mir!« Der Vezier ging, brachte seiner Tochter die Botschaft und sagte: »Gott gebe mir keine Sehnsucht nach dir!« Schehersad freute sich sehr, machte alle ihre Sachen zurecht, ging zu ihrer jüngeren Schwester Dinarsad und sprach zu ihr: »Höre, meine Schwester, was ich dir anempfehle: Wenn ich bei dem Sultan bin, werde ich nach dir schicken, wenn du dann kommst und siehst, daß der Sultan sich nicht mehr mit mir beschäftigt, so sage zu mir: O Schwester! wenn du nicht schläfst, so erzähle uns von deinen schönen Geschichten, damit wir die Nacht dabei durchwachen! Dies wird meine und der Welt Rettung von diesem Unheil verursachen und den König von seiner unseligen Gewohnheit abbringen.«

Jene sagte zu, und als es Nacht war, begab sich Schehersad zu dem König. Dieser empfing sie in zärtlichster Weise und begann mit ihr zu scherzen, sie aber weinte. Als er sie fragte, warum sie weine, antwortete sie: »O König der Zeit! ich habe eine Schwester, von der ich diese Nacht noch Abschied nehmen möchte.« Der König schickte nach Dinarsad. Diese wartete, bis der Sultan sich an ihrer Schwester ergötzt und etwas geschlafen hatte, dann seufzte sie und sagte: »O meine Schwester! wenn du nicht schläfst, so erzähle uns von deinen schönsten Geschichten, daß wir die Nacht dabei durchwachen; vor Tagesanbruch will ich dir dann Lebewohl sagen, denn ich weiß ja nicht, wie es morgen mit dir enden wird.« Schehersad fragte den Sultan um Erlaubnis, und als er diese erteilte, freute sie sich sehr und begann ihre erste Erzählung …

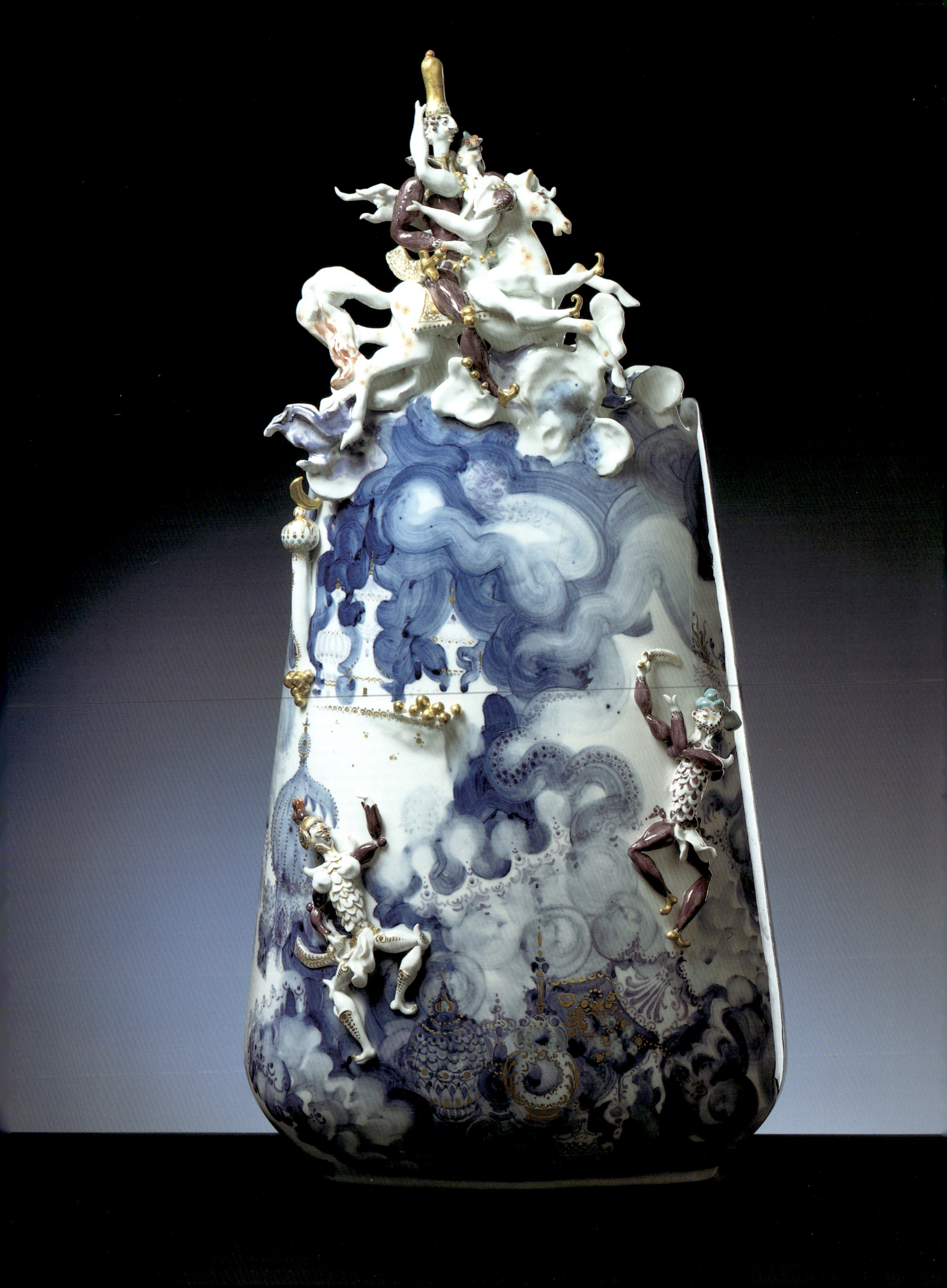

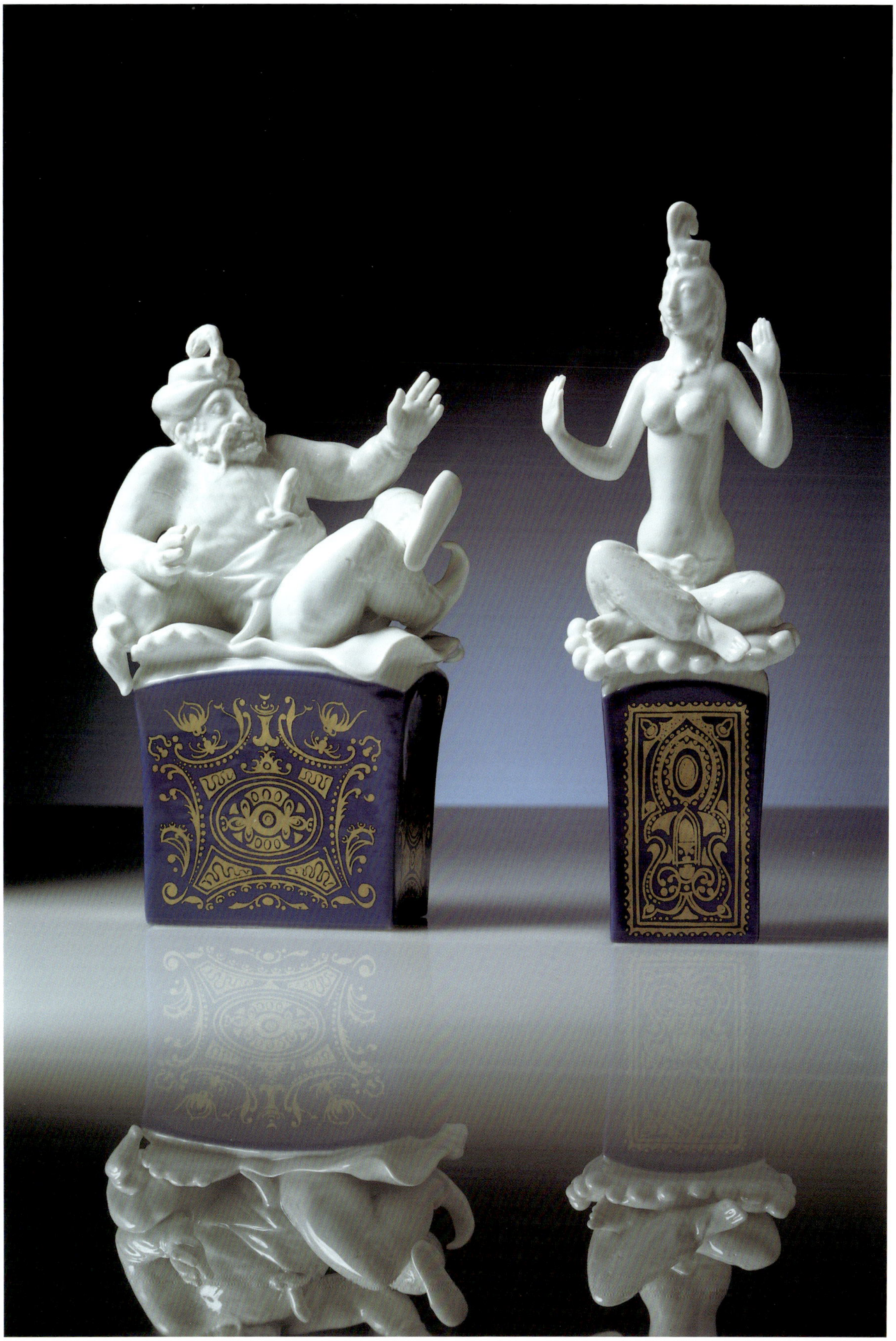

45
Bodenvase
»Tausendundeine Nacht«
mit plastischem Dekor
Form-Nr.:
T 281 (Grundkörper), (alt);
50432 (Grundkörper), (neu)
Modelljahr:
1960, mit plastischem Dekor
1973/74
Dekor-und Staffagegestalter:
Heinz Werner, Rudi Stolle
Dekorbezeichnung:
Märchen aus 1001-Nacht
Dekor/Staffage: Auf- und
Unterglasurfarben,
Gold und Platin
Objektdatierung: 1973/1974
Inventar-Nr.: 5925
Höhe: 62,5 cm

46
Figuren »Scheherban« (li.)
und »Scheherezade« (re.)
Form-Nr.: 67081 (li.), (neu);
67082 (re.), (neu)
Modelljahr: 1981
Form- und Staffagegestalter:
Peter Strang
Staffage: Sockel in Blau mit
Goldornamenten
Objektdatierung:
1981 (li.), 1982 (re.)
Inventar-Nrn.:
19054 (li.), 19055 (re.)
Höhe:
17,2 cm (li.), 20 cm (re.)

Märchen aus Tausendundeiner Nacht

DER FLIEGENDE TEPPICH

Schließlich ward der Prinz Hussein vom Auf- und Abstreifen ermüdet und hätte sich gern irgendwo niedergesetzt, um sich auszuruhen, als ihn einer der Kaufleute, der seinen müden Blick sah, aufforderte, sich in seinem Laden niederzulassen. Nachdem er ihn mit dem Salâm begrüßt hatte, setzte er sich nieder, und gleich darauf sah er einen Makler des Weges kommen, der einen Teppich von etwa vier Ellen im Geviert zum Verkauf ausbot und rief: »Dieser Teppich ist zu verkaufen; wer zahlt mir seinen Wert, der dreißigtausend Goldstücke beträgt?« Der Prinz verwunderte sich über die Maßen über den Preis und winkte dem Verkäufer, worauf er seine Ware genau prüfte. Alsdann sagte er: »Der Kaufpreis für einen Teppich wie diesen beträgt für gewöhnlich einige Silberlinge. Was für eine besondere Eigenschaft besitzt er, daß du für ihn eine Summe von dreißigtausend Goldstücken verlangst?« Der Makler, der den Prinzen Hussein für einen vor kurzem in Bischangarh eingetroffenen Kaufmann hielt, versetzte: »O mein Herr, glaubst du, ich bewerte diesen Teppich zu hoch? Mein Herr befahl mir, ihn nicht billiger als für vierzigtausend Aschrafi zu verkaufen.« Da sagte der Prinz: »Sicherlich besitzt er irgendeine wunderbare Eigenschaft, denn sonst würdest du nicht solch eine ungeheure Summe für ihn verlangen.« Der Makler versetzte: »Es ist wahr, o mein Herr; seine Eigenschaften sind wunderbar und einzig in ihrer Art. Wer immer auf diesem Teppich sitzt und sich wünscht, an einen andern Ort versetzt zu sein, der wird in einem Augenblick aufgehoben und dorthin getragen, mag der Ort nahe oder viele Tagesreisen entfernt und schwer zu erreichen sein.« Als der Prinz dies vernahm, sprach er bei sich: »Ich kann nichts Wunderbareres als diesen Teppich als Geschenk meinem Vater, dem Sultan, bringen, und nichts könnte ihn mehr zufriedenstellen oder ihm größere Freude bereiten. Gott, der Erhabene, sei gelobt, der Zweck meiner Reise ist erreicht, und so Gott will, erreiche ich hierdurch meinen Wunsch. Wenn irgend etwas, so wird dies ihm für immer Freude bereiten.«

Hierauf wendete sich der Prinz mit der Absicht, den fliegenden Teppich zu kaufen, zum Makler und sprach: »Wenn er in der Tat die Eigenschaften besitzt, von denen du sprichst, so ist der von dir verlangte Preis nicht zu hoch, und ich bin bereit, dir die Summe zu zahlen.« Der Makler versetzte: »Wenn du meine Worte bezweifelst, so bitte ich dich, sie auf die Probe zu stellen, damit du hierdurch deinen Zweifel verlierst. Setz dich auf diesen viereckigen Teppich, und auf deinen bloßen Wunsch hin wird er dich nach der Karawanserei, in der du Herberge genommen hast, tragen. In dieser Weise überzeugst du dich von der Wahrheit meiner Worte und magst mir, wenn du deiner Zweifel enthoben bist, den Preis für meine Ware bezahlen.« Alsdann breitete der Mann den Teppich hinter seinem Laden auf den Boden aus und setzte den Prinzen neben sich, worauf beide auf den bloßen Wunsch und Willen des Prinzen Hussein sofort wie auf Salomons Thron zur Herberge getragen wurden …

Aus:
Erzählungen der Schehersâd aus den tausendundein Nächten. Bd. 1.
Prinz Ahmed und die Fee Perî Bânû.
Berlin; Weimar, 1983.

47
Motiv »Fliegender Teppich« (Detail von einer Bratenschale),
Form »Großer Ausschnitt«
Form-Nr.:
6867 (alt), 23308 (neu)
Modelljahr: 1973
Formgestalter:
Ludwig Zepner
Dekor-Nr.:
1354 k (alt), 680810 (neu)
Dekorgestalter: Heinz Werner
Dekorbezeichnung:
Märchen aus 1001 Nacht, malerisch
Dekor: Aufglasurfarben und Gold
Objektdatierung: 1974
Inventar-Nr.:
10450 (Modell 2)
Breite: 36,0 cm

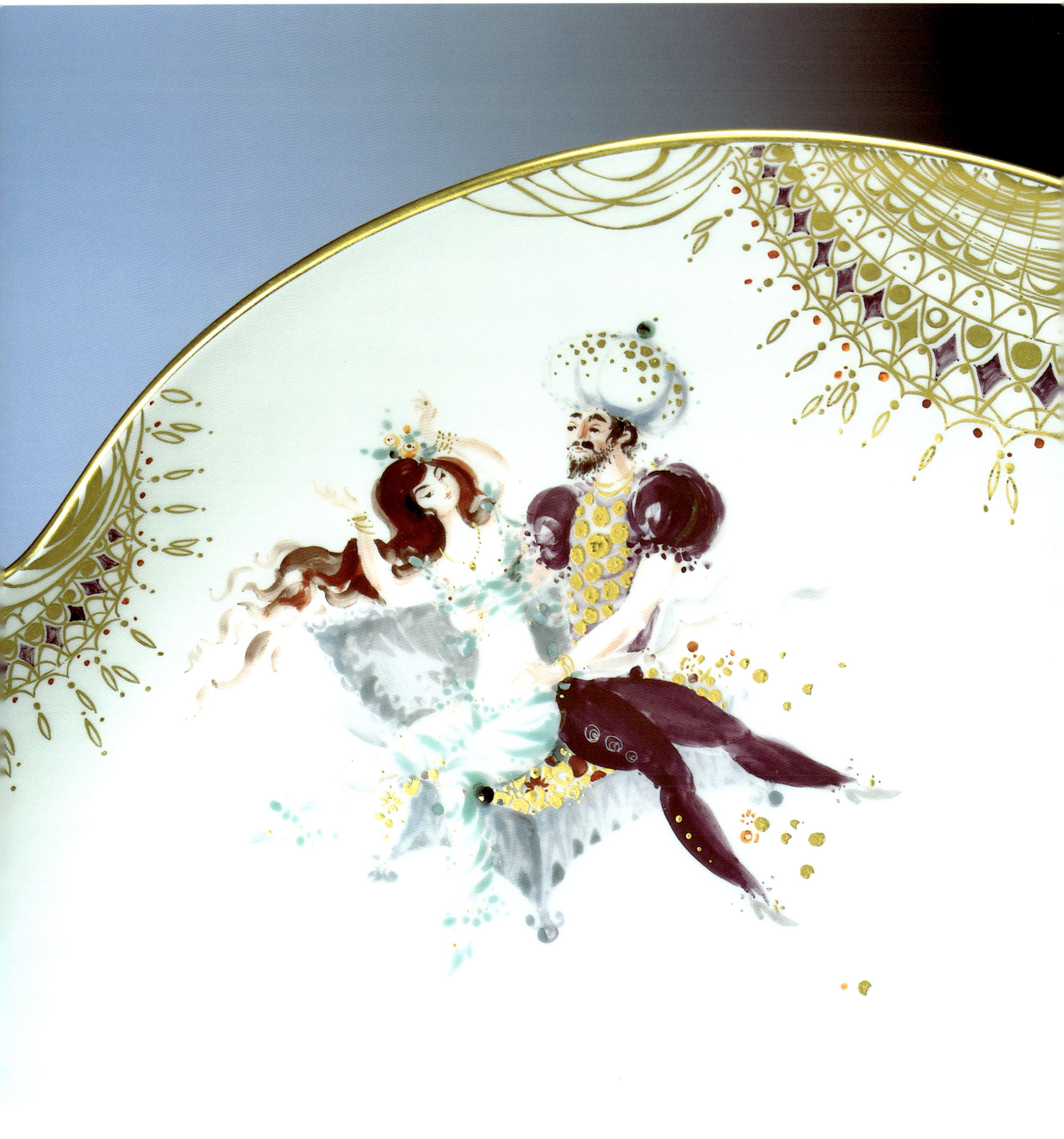

Märchen aus Tausendundeiner Nacht

DAS ZAUBERPFERD

Da sie nun so bei Tische saßen und aßen und tranken und sich belustigten, ergriff eine schöne Sklavin, die Meisterin im Lautenspiel war, die Laute, schlug die Saiten und sang folgende auf die Trennung verfaßte Verse: »Glaube nicht, daß ich in der Ferne deiner vergesse; denn was könnte ich noch denken, wenn ich dich vergäße? Die Zeit vergeht, aber meine Liebe zu dir ist ewig. Mit ihr werde ich sterben, und mit ihr werde ich wiederauferstehen!«

Als der Prinz diese Verse hörte, wurde sein Herz entzündet von der Flamme der Sehnsucht; Schmerz und Trauer überwältigten seine Seele, und er verließ seinen Vater heimlich, bestieg das Pferd aus Ebenholz und flog auf ihm, bis er das Schloß der Prinzessin erblickte. Er ließ sich wieder auf der Terrasse nieder und stieg dieselbe Treppe wie früher hinab, wo er den Sklaven, wie das erstemal, schlafend fand; leise ging er an ihm vorbei auf den Vorhang zu, der die Tür des Schlafgemachs der Prinzessin bedeckte, blieb ruhig hinter dem Vorhang stehen und lauschte. Er fand sie laut weinend und jammernd und Verse rezitierend. Die Mädchen wurden durch das laute Schluchzen und Weinen der Prinzessin aus dem Schlaf aufgeweckt und sagten zu ihr: »O Gebieterin, warum grämst du dich so über einen, der deinen Gram nicht mit dir teilt?« Die Prinzessin aber sagte: »O ihr unverständigen Mädchen, ist das ein Mann, den man wieder vergessen kann?« Und nun brach sie wieder von neuem in Jammern und Weinen aus, bis sie endlich einschlief. Der Prinz hörte und sah das alles von der Türe aus mit an, und sein Herz pochte heftig, und seine Brust war beklommen. Er trat in das Zimmer und ging zu dem Throne, wo die Prinzessin lag, und zog sie an der Hand. Die Prinzessin erwachte bei dieser Berührung, und wie sie die Augen aufschlug, sah sie den Prinzen vor sich stehen. Der Prinz sagte zu ihr: »Warum weinst du und bist so traurig?« Als sie ihn erkannte, sprang sie auf, fiel ihm um den Hals, küßte ihn und sagte: »Deinetwegen, weil ich von dir getrennt bin.« Der Prinz sagte: »Laß das Geschehene; ich bin jetzt sehr hungrig und durstig.« Sie ließ sogleich Speisen und Getränke auftragen und unterhielt sich mit ihm bis tief in die Nacht hinein. Als der Morgen anbrach, stand er auf, um Abschied von ihr zu nehmen, ehe der Sklave erwachte. Schems ulnahar (so hieß sie) fragte ihn: »Wohin gehst du?« – »Zu meinem Vater«, sagte er; »doch ich verspreche dir, jede Woche einmal zu dir zu kommen.« Sie aber sagte: »Ich beschwöre dich bei dem erhabenen Gott, nimm mich mit dir, wohin du auch gehen magst, und laß mich nicht ein zweites Mal die Bitterkeit der Trennung kosten.« Der Prinz fragte: »Willst du mit mir ziehen?« Und als sie mit einem Ja antwortete, sagte er: »So erhebe dich, daß wir abreisen.« Schems ulnahar eilte sogleich nach einer Kiste und zog die kostbarsten, mit Gold und Juwelen besetzten Gewänder an. Dann gingen sie leise, ohne daß die Mädchen etwas merkten, hinaus und kamen so auf die Terrasse und stiegen beide auf das Ebenholzpferd. Der Prinz rieb den Wirbel, worauf das Pferd wie ein Vogel durch die Lüfte flog, bis sie sich über der Hauptstadt des Königs von Persien befanden. Der Prinz ließ das Pferd in einem Garten außerhalb der Stadt langsam nieder, hob die Prinzessin herab und führte sie in ein Lusthaus und sagte: »Bleibe du einstweilen hier, ich will zu meinen Eltern gehen und sie von deiner Ankunft benachrichtigen. Die Veziere und die ganze Armee sollen dir entgegeneilen und mit Pracht und Glanz vor dir herziehen.« Hierauf eilte er zu seinem Vater und erzählte ihm sein ganzes Abenteuer. Der König und die Königin freuten sich sehr, und er gab sogleich Befehl, alles zusammenzurufen, und alle Leute strömten hinaus in den Garten …

Aus:
Tausendundeine Nacht.
Die schönsten Geschichten.
Geschichte vom Zauberpferd.
Gütersloh, 1965.

48
Wandbild mit Motiv
»Entführung«
Form-Nr.:
X 284 (alt), 53904 (neu)
Modelljahr: 1972
Formgestalter:
Peter Strang, Ludwig Zepner
Dekor-Nr.:
1354 (alt), 681001 (neu)
Dekorgestalter:
Heinz Werner
Dekorbezeichnung:
Märchen aus 1001 Nacht
Dekor: Aufglasurfarben
und Gold
Objektdatierung: 1974
Inventar-Nr.: 40057
Höhe: 31,5 cm
Breite: 23,5 cm

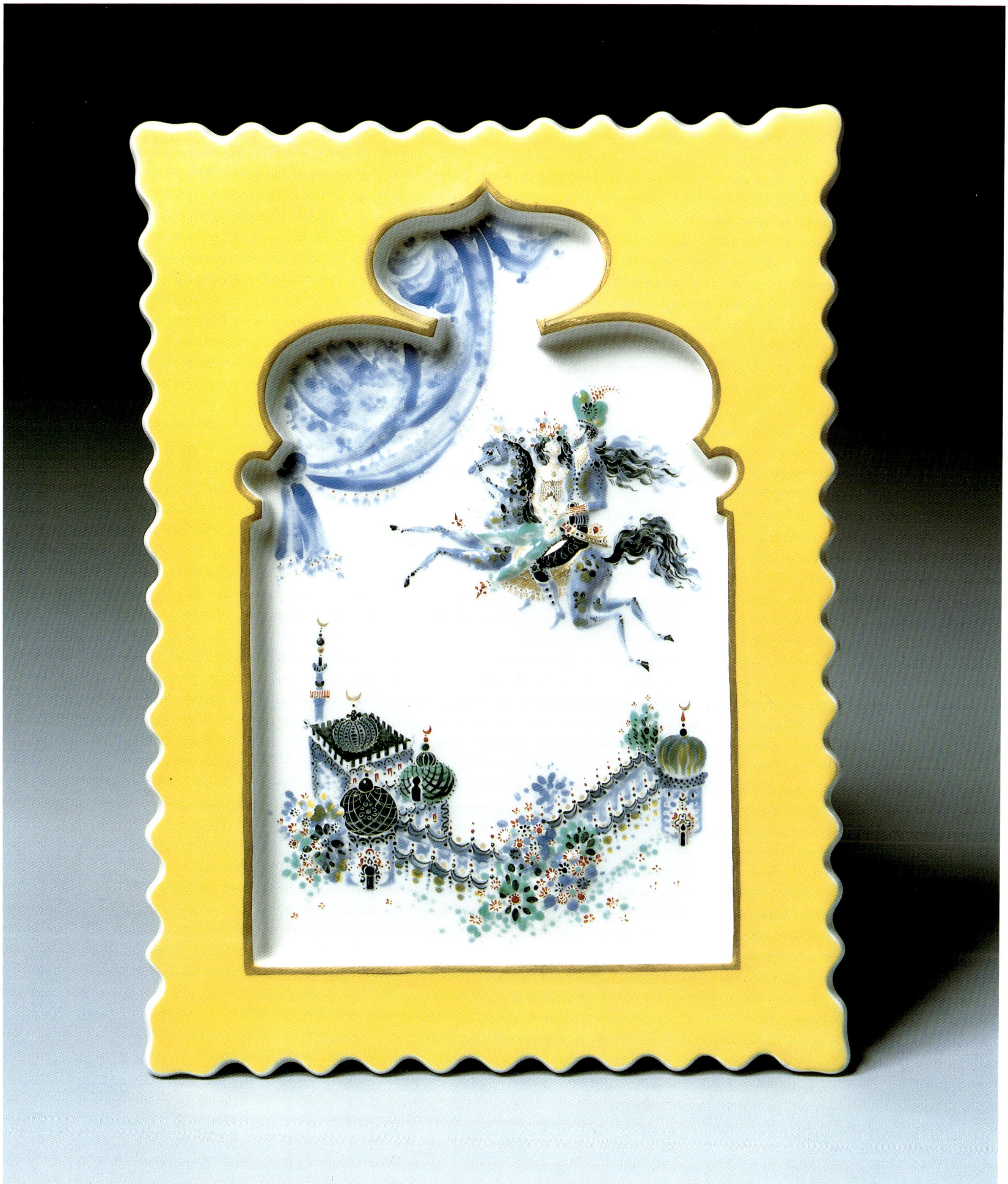

Meißner Heimatsagen

DER GÄNSEJUNGE VON MEISSEN

Es war einmal ein Junge, der hieß Klaus. Wo es etwas zu sehen gab, war er dabei: Bei Hochzeitsfeiern und Begräbnissen, beim Kindtaufschmaus und im Fastnachtstrubel. Gar armselig war er anzusehen in seinem buntgeflickten Kittelchen, und durch die leichte Hose pfiff der Wind.

»Heute soll der Kurfürst nach Meißen kommen.« Diese wichtige Neuigkeit hatte die geschwätzige Nachbarin am Morgen der Frau Mutter erzählt. Und richtig, schon schritten die Ratsherren in feierlichem Kettenschmuck zum Rathaus, und unter Trommelschlag und Pfeifenklang schwenkten die Stadtknechte durch die Elbgasse zum Brückentor.

Klaus murrte: Zu dumm, daß er nicht heute bei dem Einzug des Kurfürsten dabei sein konnte; das war ja gar kein Fest, wenn er fehlte! Zu dumm, daß er ausgerechnet heute Mutters Gänse hüten mußte!

Klaus überlegte lange, lange – nichts Rechtes wollte ihm einfallen, so angestrengt er auch nachdachte. Hoch und spitz erscholl von weitem ein Trompetenton. Fahnen flatterten im Wind. Ein schwerer Reisewagen polterte über die Brücke. Das mußte der Kurfürst sein.

Da fiel dem klugen Klaus ein herrlicher Gedanke ein. Mit einem entschlossenen Griff packte er seine Gänse, zwängte sie mit einem herzhaften Ruck durch den Ledergürtel, der sein dünnes Höslein festhielt, und drängte sich, die Ellbogen voran, durch die dichten Reihen der Gaffer. Endlich hatte er es geschafft, er stand in der vordersten Reihe. Was es alles zu bewundern gab! Viel schöner war es als sein kühnster Traum.

Selbst die Gänse staunten, sie rissen vor Begeisterung die Schnäbel auf und verdrehten verwundert die Augen. So etwas Herrliches hatten sie wahrlich auch noch nicht gesehen!

Der feierliche Einzug war vorüber. Die letzten Trompetenstöße zerflatterten im Sommerwind. Die Menge verlief sich. Klaus war müde geworden vom vielen Hinschauen. Seine Gänse wohl auch? Sie waren so merkwürdig still und neigten die Köpfe. »Biele, biele bie ...« Tot hingen sie am Gürtel, waren jämmerlich erstickt. Ihre glasigen Augen starrten vorwurfsvoll den Jungen an. Klaus kratzte sich hinter den Ohren. Au weh! Wenn er heimkam! Sein Gesicht wurde lang und länger. Zuschauer sammelten sich und spotteten: »Schaut ihn nur an, wie er dasteht, dieser dumme Junge von Meißen!«

Ein paar Jahre später hat keiner mehr über ihn gelacht, weder über seinen dummen Streich noch über seinen armseligen Kittel. Der Kurfürst ließ ihn an seinen Hof rufen, er hatte erkannt, daß Klaus gar kein dummer Junge war, sondern ein witziges Kerlchen, über dessen kluge Antworten man herzlich lachen konnte. An des Kurfürsten Hof hat Klaus als Spaßmacher ein lustiges Narrenleben geführt.

Aus:
Pohl, Hans-Jürgen;
Schneider, Gottfried:
Geschichten und Sagen des Meißner Landes: Teil I.
Meißen, 1989.

49
Figur »Gänsejunge von Meißen«
Form-Nr.: A 1115 (alt)
Modelljahr: 1927
Form- und Staffagegestalter: Emil Paul Börner
Staffage: bunte Aufglasurfarben
Objektdatierung: zwischen 1927 und 1934
Inventar-Nr.: 3849
Höhe: 29 cm

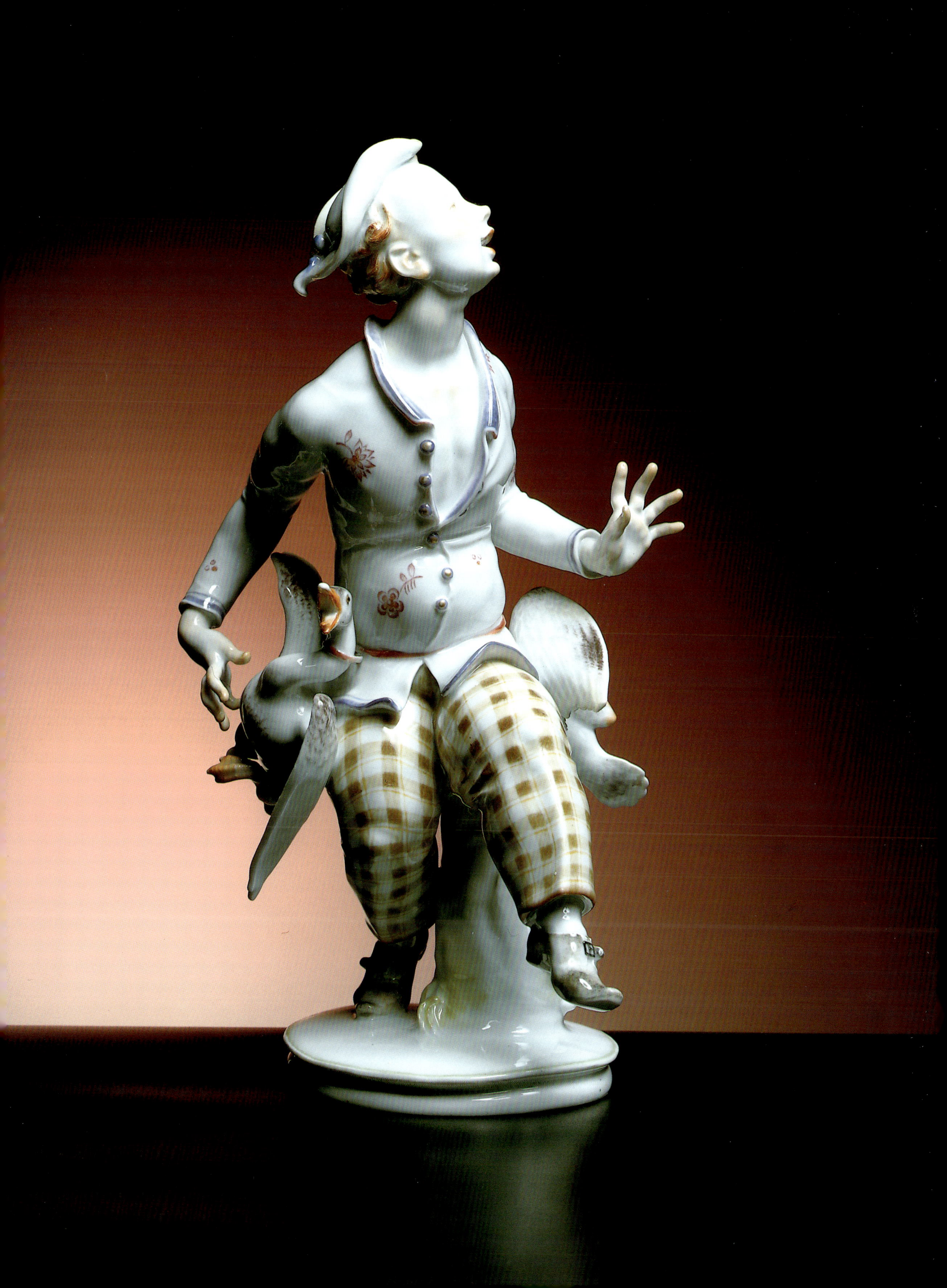

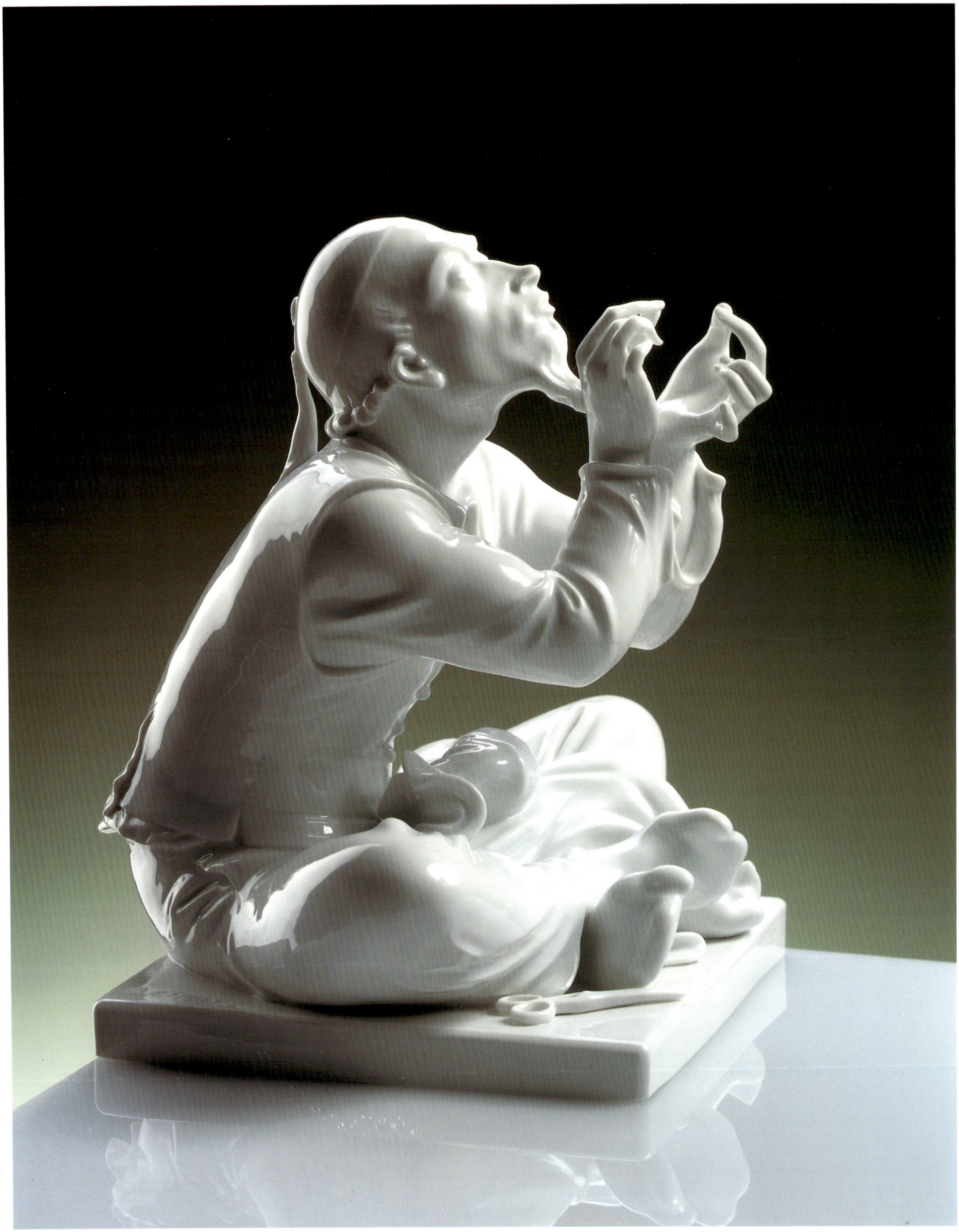

Müller-Schlösser, Hans (1884–1956)

SCHNEIDER WIBBEL

Aus:
Müller-Schlösser, Hans:
Schneider Wibbel.
Komödie in fünf Bildern.
Mit einem Nachwort
von Karl Ude,
Stuttgart, 1971.

Siebenter Auftritt

Vorige, dazu Mölfes

Wibbel macht gleich wieder eine klägliche Figur, sobald Mölfes kommt. Mölfes setzt sich pfeifend auf seinen Platz links auf den Werktisch. Wibbel setzt sich rechts auf den Werktisch und fängt an zu nähen. Wibbel, Zimpel und Mölfes nähen eine Zeitlang gleichförmig und rhythmisch.

Fin (*nach einer Pause*):
Wat sagt Ihr davon, Mölfes, der Zimpel hat gekündigt.
Mölfes (*erstaunt*):
Ja, nun? Gekündigt?? Der Zimpel?? Hä, hä! So auf einmal? Och nee, das ist aber komisch!
Fin:
Er hat gesagt, er hätt' einen Onkel – in –
Zimpel:
In Hubbelrath.
Mölfes (*glaubt es nicht*):
In Hubbelrath, hä, hä.
Fin:
Ja, in Hubbelrath, der hätt' ihm geschrieben, er könnt' 'nen Gesellen gebrauchen.
Zimpel:
Ja, und ich wollt' mich sowieso verändern. Für uns ist es nit gut, sein Leben lang an einer Stell' zu kleben.
Mölfes:
Du Doll! Sein Leben lang! Du bist doch erst 'n halbes Jahr hier! Nee, du bist mir der Richtige! Grad' jetzt, wo der arme Meister uns nötig hat, machst du dich dünn. Da kann man sehn, wat du für'n Charakter bist. Bah! Aber lauf nur! Ich bleib hier, jawoll! Meister, auf mich könnt Ihr Euch verlassen! (*schlägt sich auf die Brust*) Ihr könnt in Ruhe aufs Schafott – (*verbessert sich, als er Wibbel zusammenzucken sieht*) – ich wollt' sagen, ins Kaschott gehen zum Sitzen, und wenn Ihr wiederkommt, dann sollt Ihr sagen, du hast gearbeitet für drei. (*zu Zimpel mit Verachtung*) Hä, Charakter! (*dreht ihm den Rücken*)
Wibbel (*ebenso*):
Hä, Charakter! (*dreht ihm den Rücken*) ...

50
Figur »Schneider Wibbel«
Form-Nr.:
R 287 (alt), 73351 (neu)
Modelljahr: 1950
Formgestalter:
Alexander Struck
Staffage: weiß
(mit Weißstempel)
Objektdatierung: 1956
Inventar-Nr.: ohne
Höhe: 20 cm
Breite: 18 cm
Herkunft:
Verkaufssortiment

1950 gestaltete Alexander Stuck die Figur des »Schneider Wibbel«. Vermutlich empfing er die Anregung dazu durch die Aufführungen des Stückes am Dresdner Hoftheater und im Meißener Stadttheater bzw. durch den 1939 gedrehten Film. Darsteller darin war der beliebte Volksschauspieler Erich Ponto (1848–1947), dessen Physiognomie in der Plastik wiedererkennbar ist.

Musäus, Johann Karl August (1735–1787)

LEGENDEN VON RÜBEZAHL

Erste Legende:

Aus:
Sagen und Legenden.
Hrsg. von Almut Gaugler.
Stuttgart, 1993.

Auf den oft und matt besungenen Sudeten, dem Parnaß der Schlesier, hauset in friedlicher Eintracht neben Apollo und seinen neun Musen der berufene Berggeist, Rübezahl genannt, der das Riesengebirge traun berühmter gemacht hat, als die schlesischen Dichter allzumal.

Dieser Fürst der Gnomen besitzt zwar auf der Oberfläche der Erde nur ein kleines Gebiet von wenig Meilen im Umfang, mit einer Kette von Bergen umschlossen, und teilt dies Eigentum noch mit zwei mächtigen Monarchen, die seine Mitherrschaft nicht einmal anerkennen. Aber wenige Lachter (bergmännisch für Klafter) unter der urbaren Erdrinde hebt seine Alleinherrschaft an, die kein Teilungsvertrag zu schmälern vermag, und erstreckt sich auf achthundertsechzig Meilen in die Tiefe bis zum Mittelpunkt der Erde.

Zuweilen gefällt es dem unterirdischen Starosten (Statthalter), seine weitgedehnten Provinzen in dem Abgrunde zu durchkreuzen, die unerschöpflichen Schatzkammern edler Fälle und Flöße zu beschauen, die Knappschaft der Gnomen zu mustern und in Arbeit zu setzen, teils, um die Gewalt der Feuerströme im Eingeweide der Erde durch feste Dämme aufzuhalten, teils, mineralische Dämpfe zu bannen, mit reichhaltigen Schwaden taubes Gestein zu beschwängern und es in edles Erz zu verwandeln. Zuweilen entschlägt er sich aller unterirdischen Regierungssorgen, erhebt sich zur Erholung auf die Grenzfeste seines Gebiets und hat sein Wesen auf dem Riesengebirge, treibt da Spiel und Spott mit den Menschenkindern, wie ein froher Übermütler, der, um einmal zu lachen, seinen Nachbarn zu Tode kitzelt.

Denn Freund Rübezahl, sollt ihr wissen, ist geartet wie ein Kraftgenie: launisch, ungestüm, sonderbar; bengelhaft, roh, unbescheiden; stolz, eitel, wankelmütig, heute der wärmste Freund, morgen fremd und kalt; zu Zeiten gutmütig, edel und empfindsam; aber mit sich selbst in stetem Widerspruch; albern und weise, oft weich und hart in zwei Augenblicken, wie ein Ei, das in siedend Wasser fällt; schalkhaft und bieder, störrisch und beugsam; nach der Stimmung, wie ihn Humor und innerer Drang beim ersten Anblick jedes Ding ergreifen läßt ...

51
Figur »Rübezahl«
Form-Nr.: A 1201 (alt), 73469 (neu)
Modelljahr: 1928
Formgestalter: Ludwig Nick
Staffage: weiß (undekoriert)
Objektdatierung: zwischen 1928 und 1934 (Schriftzug geritzt »Nick«)
Inventar-Nr.: 3492
Höhe: 40,5 cm

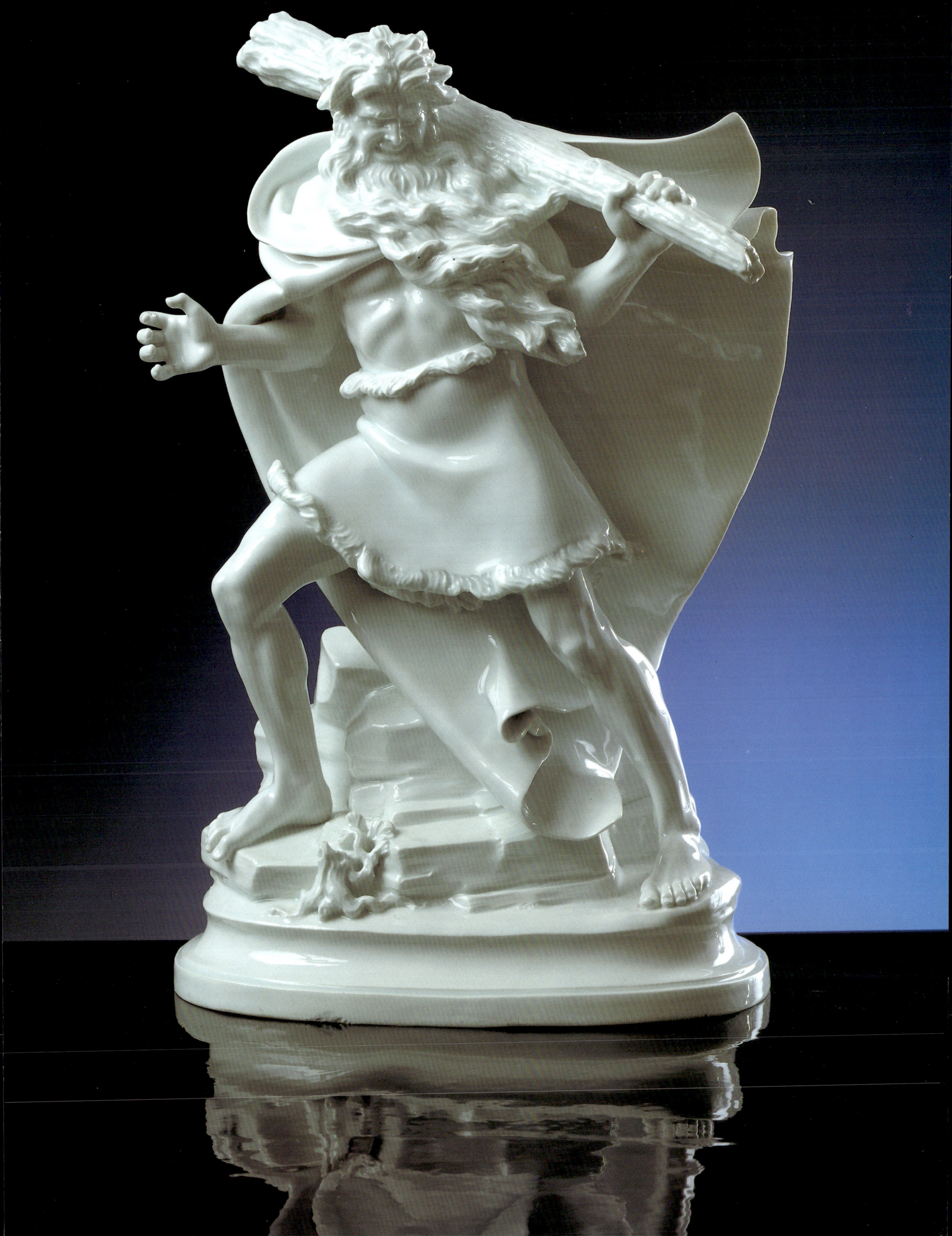

Ovid (Ovidius Naso, Publius) (43 v. Chr. – um 18 n. Chr.)

METAMORPHOSEN

13. Buch · Glaucus:

Also schloß Galatea; der Kreis der Töchter des Nereus
Löste sich auf, und sie schwammen davon in friedlichen Wellen.
Scylla wandelte heim; denn sie wagt nicht dem offenen Meere
Sich zu vertrauen; sie irrt bald hüllenlos über den feuchten
Strand, oder wenn sie gelangt zu einsamen Buchten, erfrischt sie
Dort ermüdet den Leib in rings umschlossenen Becken.
Siehe, da teilt sich die Flut; ein neuer Bewohner des Meeres,
Der im euboeïschen Sund bei Anthedon erst kürzlich verwandelt,
Glaucus naht und betrachtet mit sehenden Augen die Jungfrau.
Alles, was er vermeint, die Fliehende halten zu können,
Ruft er ihr zu, doch weiter entflieht sie schreckenbeflügelt
Und gelangt auf die Höhe des Berges nahe am Strande.
Dort in das Meer erstreckt sich, in einer Spitze verlaufend,
Kahl und baumlos über der Flut ein gewaltiger Gipfel:
Hier nun macht sie halt an sicherer Stelle und unklar,
Ob es ein Ungetüm oder ein Gott, betrachtet verwundert
Sie die Farbe, das Haar, das wallt über Schultern und Rücken,
Und wie die Weichen verlaufen in einem gewundenen Fischschwanz.
Glaucus merkt es und ruft, gelehnt an den Fels in der Nähe:
»Jungfrau, ich bin kein Untier noch irgendein Wunder des Meeres,
Sondern ein Wassergott. Nicht Proteus waltet, noch Triton
Mächtiger über die Flut, noch der Athamantide Palaemon.
Ehedem war ich jedoch ein Sterblicher, aber den tiefen
Meeren immer geneigt und immer in ihnen beschäftigt.
Bald ja zog ich das Netz heran mit dem Zuge der Fische,
Bald auch saß ich am Felsen und hielt das Rohr mit der Angel.
Grün liegt eine Wiese dort nah dem Strande, die eine
Seite wellenbespült, die andre umgürtet von Kräutern,
Die gehörnte Rinder noch nie beim Weiden begrasten,
Noch die friedlichen Schafe gerupft und die zottigen Ziegen;
Bienen suchten dort nicht den Seim der Blumen zu sammeln,
Nie auch flocht man dem Haupt hier festliche Kränze, noch schnitten
Sichelbewaffnete Hände das Gras. So war ich der erste,
Der hier den Rasen betrat, die triefenden Netze zu trocknen.
Um der Reihe nach dort die gefangenen Fische zu ordnen,
Schüttet ich alle darauf, die teils in die Netze der Zufall,
Teils ihr törichter Wahn an die hakige Angel getrieben.
Wie Erdichtung erscheints, doch was sollte Erdichtung mir frommen:

Aus:
Ovid: Metamorphosen.
Verdeutscht von
Thassilo von Scheffer.
Wiesbaden, o. J.

52
Aufsatzschale
mit Figur »Glaukos«
(auch: Glaucus, Claucos)
Form-Nr.: 233 (alt),
80502 (neu)
Modelljahr: 1737/38
Formgestalter:
Johann Joachim Kaendler
Staffage: Aufglasurfarben
und Gold
(staffiert im Jahre 1987/88)
Objektdatierung:
zwischen 1924 und 1934
(Weißware)
Inventar-Nr.: 8272
Höhe: 46,5 cm

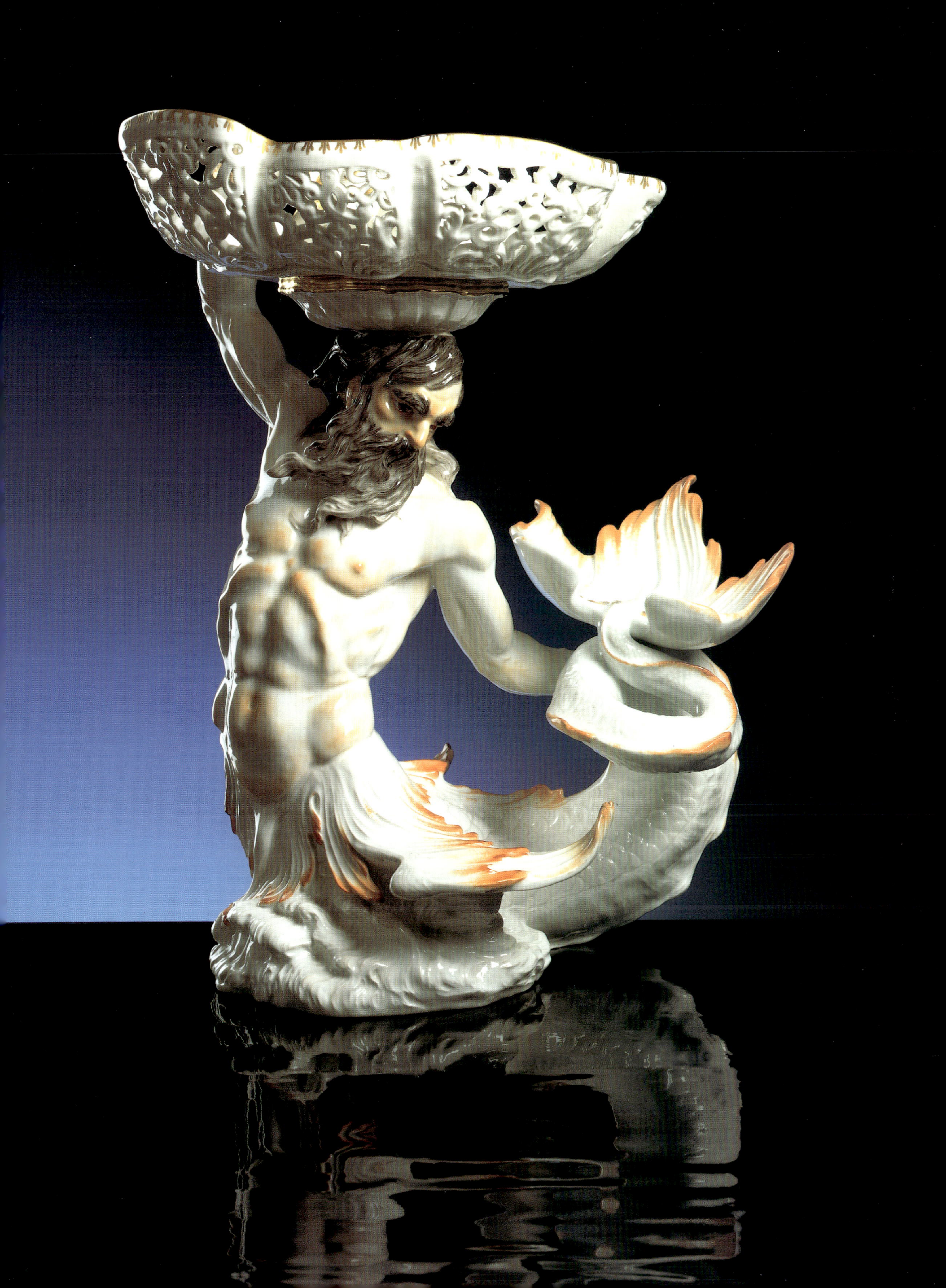

Kaum berührte mein Fang das Gras, so begann er zu zappeln,
Seitlich zu wälzen und sich an Land wie im Wasser zu schnellen.
Während ich zögernd mich wundre, entflieht in die Wellen die ganze
Schar und verläßt den Strand und ihren neuen Gebieter.
Staunend besann ich mich und suchte den Grund zu erforschen,
Ob das irgendein Gott, ob Saft aus den Kräutern bewirke.
»Was für ein Kraut vermag dergleichen?« so sprach ich und pflückte
Einiges von dem Gras und zermalmte es zwischen den Zähnen.
Kaum aber hatte mein Mund die seltsamen Säfte gekostet,
Als ich plötzlich fühlte mein Herz im Innern erbeben,
Und nach andrer Natur die Brust ein Verlangen durchglühte;
Nicht vermocht ich mich länger zu halten. »Nie kehre ich wieder;
Erde«, rief ich, »leb wohl!« Dann taucht ich den Leib in die Wellen.
Götter gönnten mir so die Ehre ihrer Gemeinschaft,
Bitten Oceanus dann und Tethys, die sterblichen Reste
Von mir abzustreifen: so ward ich von ihnen gereinigt.
Neunmal tönte ihr Lied, mir die irdischen Schlacken zu nehmen,
Und man gebot mir, die Brust in hundert Strömen zu läutern;
Unverzüglich umwallen von allen Seiten mich Ströme,
Und die Gewässer des Meeres umfluten mir alle den Scheitel.
So weit kann ich Dir noch erzählen, was sich begeben;
So weit weiß ich es noch, dann schwand mir meine Besinnung.
Als sie zurückgekehrt, da fand ich am Leibe mich gänzlich
Anders als früher und auch mein Geist war völlig verändert.
Nun erst sah ich den Bart mir rotgrün schimmern, desgleichen
Auch mein hangenes Haar, das lang die Wellen durchfegte.
Auch die bläulichen Arme mitsamt den gewaltigen Schultern,
Und das Ende der Schenkel gekrümmt zum flossigen Fischschwanz.
Doch was frommt die Gestalt und die Gunst der Götter des Meeres,
Was meine Göttlichkeit selbst, bleibst du gefühllos du selber?«
Während der Gott so sprach und gern noch Weiteres spräche,
Läßt ihn Scylla allein. Voll Zorn ob seiner Verschmähung
Eilt nun Glaucus zum Zauberpalast der titanischen Circe …

REINKE DER FUCHS (1498)

Reinke der Fuchs.
Aus dem Niederdeutschen.
Neuhochdeutsch
von Dietrich Wilhelm Soltau.
Mit einem Nachwort
von Kurt Batt.
Leipzig, 1963.

Erstes Buch · I. Kapitel:

Es war an einem Maientag,
wie Blum und Laub die Knospen brach.
Die Kräuter sproßten; froh erklang
im Hain der Vögel Lobgesang.
Der Tag war schön, und Balsamduft
erfüllte weit umher die Luft,
als König Nobel, der mächtige Leu,
ein Fest gab und ließ mit Geschrei
Hoftag verkünden überall.
Da kamen hin mit großem Schall
viel edle Herren und stolze Gesellen;
es war kaum möglich, sie zu zählen.
Der Kranich Lütke, Matz der Star
und Marks der Häher kamen sogar;
denn Nobel wollte Herrn und Sassen
ein frohes Gastmahl feiern lassen;
darum er alles her berief,
was ging, was kroch, was flog, was lief,
Tier' und Gevögel, groß und klein,
bis auf Reinke den Fuchs allein,
der sich so frevelhaft benommen,
daß er nicht durft nach Hofe kommen.
Wer Böses tut, der scheut das Licht;
so ging's auch diesem falschen Wicht;
er hatte am Hofe schlimmen Geruch,
drum er zu kommen Bedenken trug.
Sobald der Reichstag dort begann,
klagt' über ihn auch jedermann,
und Grimbart nur, der Dachs, blieb nach;
der von dem Schelm nichts Böses sprach …

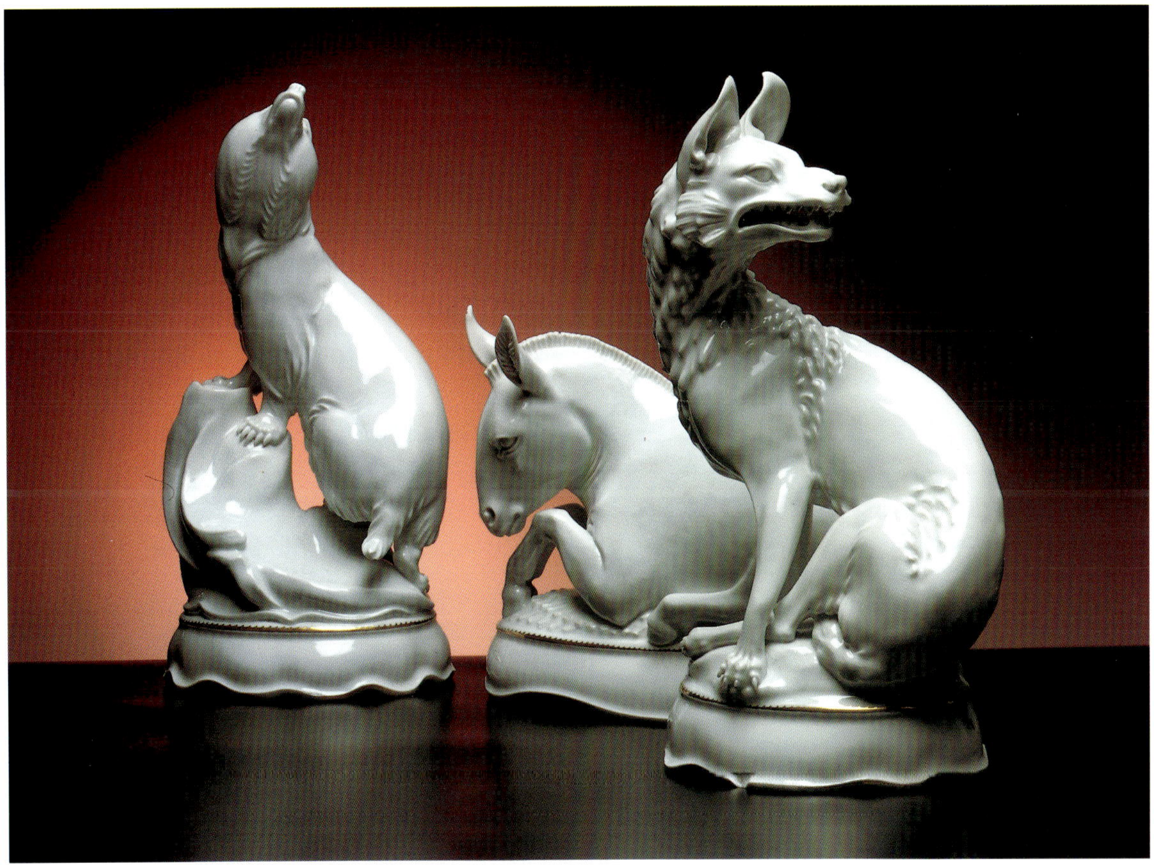

53
Drei Tierplastiken
»Dachs« (li.),
»Esel« (Mi.),
»Wolf« (re.)
Form-Nrn.:
»Dachs« H 244 (alt)
»Esel« H 264 (alt)
»Wolf« H 257 (alt)
Modelljahr: 1924 »Dachs«,
1925 »Esel« und »Wolf«
Formgestalter: Max Esser
Staffage: weiß, mit Goldkante
Objektdatierung:
»Dachs« zwischen 1924 und
1934 (mit Esser-Signet),
»Esel« zwischen 1925 und
1934 (mit Esser-Signet),
»Wolf« zwischen 1925 und
1934 (mit Esser-Signet und
Esser-Schriftzug);
mit Weißstempel
Inventar-Nrn.:
9134 »Dachs«,
9076 »Esel«,
9074 »Wolf«
Höhe.
26,7 cm »Dachs«,
16,7 cm »Esel«,
26,7 cm »Wolf«

XIX. Kapitel:

Jetzt trat Bellin, der Schafbock, hin
und rief: »Wer klagt, der klage recht.«
Da kam der Wolf und sein Geschlecht,
der Kater Hinz und Braun der Bär
und Scharen andrer Tiere mehr,
Lamp und der Esel Baldewein,
der Schoßhund und der Schafhund Rein,
auch Bock und Ziege traten hin,
Frett, Marder, Iltis, Hermelin,
das Schaf, das Schwein, der Ochs, das Pferd
und was zum Hausvieh sonst gehört.

Aus allen Wäldern trafen ein
Hirsch', Reh', Kanin und wilde Schwein',
auch Vögel eine ganze Schar,
der Storch, der Kranich, Matz der Star,
die Gans, die Ente, Henning der Hahn,
der Haubentaucher und der Schwan,
und außerdem ein großes Heer
von fremden Tieren und Vögeln mehr.
Die alle traten jetzt zusammen,
den Erbfeind Reinke zu verdammen,
und aller Trachten, aller Sinnen
war, ihm das Leben abzugewinnen.
Zum Throne traten sie allzumal,
und Klagen gab es ohne Zahl ...

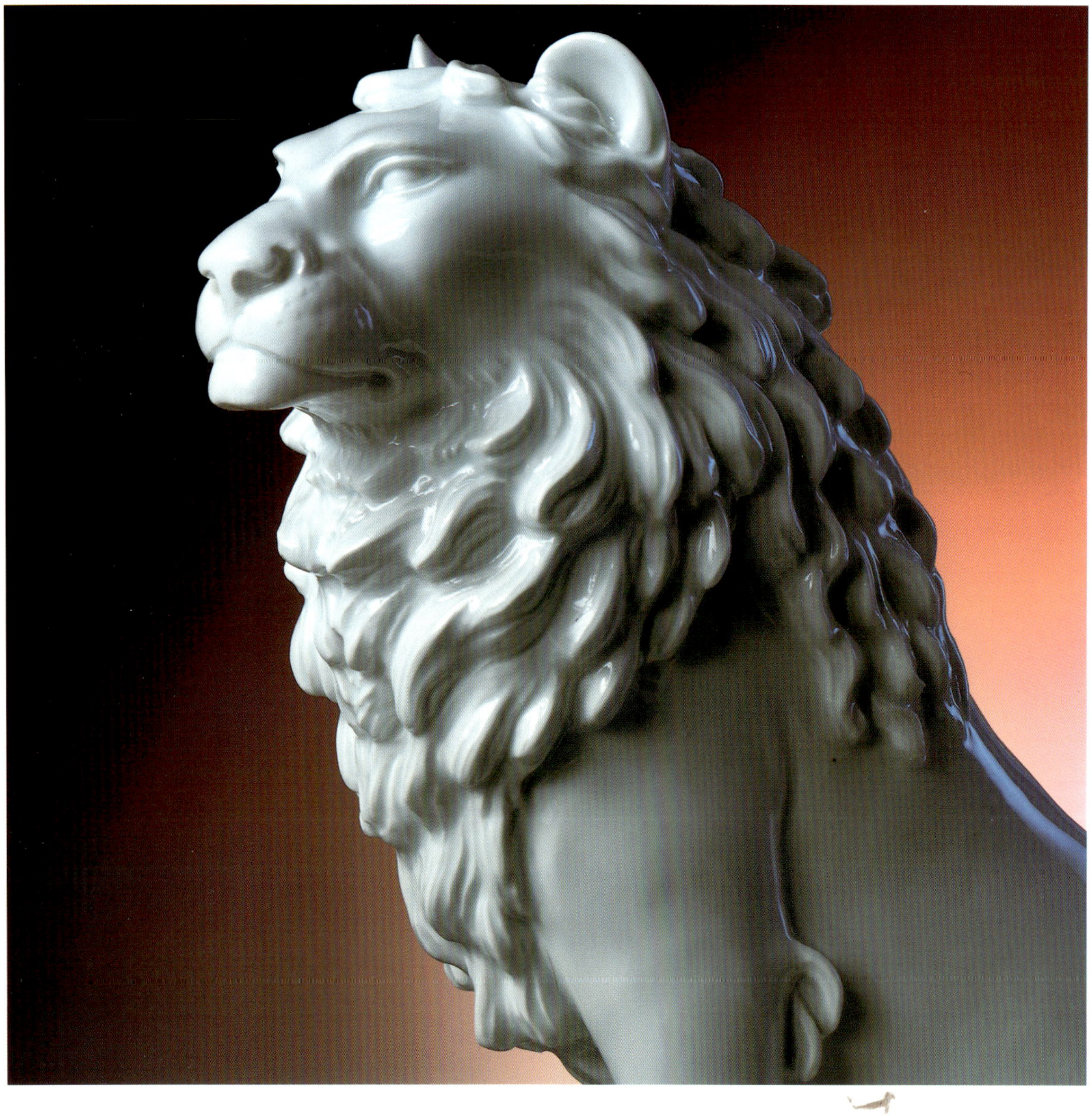

54
Figur »Löwe« (Detail)
Form-Nr.: H 226 (alt)
Modelljahr: 1925
Formgestalter: Max Esser
Staffage: weiß,
mit Goldkante
Objektdatierung:
zwischen 1925 und 1934
(mit Esser-Signet)
Inventar-Nr.: 9080
Höhe: 32,2 cm
Breite: 28 cm

Rolland, Romain (1866–1944)

MEISTER BREUGNON

Aus:
Rolland, Romain:
Meister Breugnon.
Berlin, 1964.

Ich sehe mich noch, wie ich offenen Mundes beide Arme mit gespreizten Ellbogen auf Meister Medard Lagneaus Mauer stütze, meines Lehrherrn, der mich in der edlen Kunst der Bildhauerei unterwies. Und auf der anderen Seite, in einem großen Gemüsegarten, der an den Hof stieß, so uns als Werkstatt dienete, zwischen Lattich- und Erdbeerbeeten, roten Radieschen, grünen Gurken und goldgelben Melonen, da ging mit nackten Füßen, nackten Armen und halbnackter Brust ein schön, hurtig Mägdelein; als alleinigen Ballast ihre schweren, roten Haare, ein gelblich Leinenhemd, darunter sich ihre festen Brüste abzeichneten, und einen kurzen Rock, der reichte ihr bis ans Knie; sie hielt in ihren beiden braunen und kräftigen Händen zwei volle Wasserkannen geschickt ob der blättrigen Pflanzenköpfe, die ihre kleinen Schnäbel zum Trinken aufsperrten. Und ich riß den meinen, der nichts weniger denn klein war, erstaunt auf, um besser sehen zu können. Sie ging hin und wider, leerete ihre Gießkannen und füllete sie von neuem, mit beiden Armen gleichzeitig im Brunnen, schnellte alsdann gleich einer Gerte wieder in die Höhe und kehrte fürsorglich auf der feuchten Erde in den schmalen Gängen zurück, indes ihre feinnervigen Füße mit den langen Zehen im Vorübergehen die reifen Erdbeeren zu betasten schienen. Sie hatte die runden, robusten Knie eines jungen Burschen. Ich verschlang sie schier mit den Augen. Sie schien nicht zu sehen, daß ich sie betrachtete, aber sie kam, ihren kleinen Regen ausschüttend, immer näher; und als sie ganz nahe war, da schoß sie aus ihren Augen einen Pfeil auf mich ab. Ich fühlte den Angelhaken und das kleinmaschige Netz mich umschlingen. Mit Recht heißt es: »Im Weiberaug dräut Minne, wie in dem Netz der Spinne.« Kaum gefangen, wehrte ich mich. Zu spät! Ich dumme Fliege blieb an der Mauer kleben, die Flügel im Leim. Sie beschäftigte sich fürder nicht mit mir. In hockender Stellung verpflanzte sie den Kohl. Nur hie und da versicherte das arglistige Geschöpf sich mit einem Seitenblick, ob die Beute in der Schlinge gefangen blieb. Ich sah, wie sie sich das Lachen verbiß, und ich hatte gut zu mir selbst sagen: Du armer Junge, geh davon, sie macht sich über dich lustig. Als ich sie lachen sah, mußte ich gleicherweise lachen. Wie dämlich muß ich ausgeschaut haben! – Und siehe da, plötzlich macht sie einen Seitensprung! Sie überspringt ein Beet, ein zweites, ein drittes, sie läuft, springt, erhascht im Vorbeieilen ein Samenkorn vom Löwenzahn, das da wie ein Schifflein weich auf der Luftströmung dahinglitt, und die Arme schwenkend, ruft sie, dieweil sie mich ansieht: »Wieder einen Liebhaber eingefangen!« Mit diesen Worten versenkte sie den flaumigen Nachen hinein in die Öffnung ihres Halsausschnitts zwischen ihre beiden Brüstlein. Ich, wenngleich ein Dummbart, gehörte doch mitnichten zu den Galanen, so ihre Zeit unnütz vertrödeln, und ich sagte zu ihr: »Lege mich doch dazu!«

Nunmehr fing sie an zu lachen. Und die Hände in den Hüften, breitbeinig, ganz mir zugekehrt, erwiderte sie: »Sieh einer das Leckermaul! Meinst du, meine Äpfel reifen für deine Lefzen?«

Also machte ich an einem späten Augustabend Bekanntschaft mit ihr, der Belotte, der Belette, der schönen Gärtnerin. Belette ward sie genannt, weil sie gleich jener anderen, der Dame mit dem zugespitzten Schnäuzlein, einen gestreckten Körper und einen kleinen Kopf hatte, das listige Näslein der Pikardinnen, einen etwas vortretenden Mund, der war schön geschwungen und taugte gar wohl zum Lachen und zum Beißen in Herzen und Nüsse.

Aber von ihren stahlblauen Augen, die gleichsam im Dunst eines strahlenden gewittrigen Himmels schwammen, und von ihren Mundwinkeln, den Mundwinkeln einer artigen Faunin, darin ein verzehrend Lächeln saß, da spann sich der Faden, womit die rothaarige Spinne ihr Netz um die Menschen legte.

Die Hälfte meiner Zeit verbrachte ich, anstatt zu arbeiten, jetzo damit, über meine Mauer zu starren, bis Meister Medards Fuß meinen Arschbacken einen kräftigen Besuch verstattete und mich hiermit zur Wirklichkeit hinabsteigen ließ. Manchmal rief die Belette ungeduldig: »Hast du mich wohl genugsam von vorn und von hinten betrachtet? Was willst du mehr noch sehen? Du mußt mich ja schon trefflich kennen!«

Und ich, spitzbübisch mit den Augen zwinkernd, erwiderte: »Weiber und Melonen sollst mit dem Blick nicht schonen.« ...

55
Figur »Belette«
Form-Nr.: U 282 (alt), 73418 (neu)
Modelljahr: 1965
Formgestalter: Peter Strang
Staffage: weiß (mit Weißstempel)
Objektdatierung: 1965
Inventar-Nr.: 5782
Höhe: 21,5 cm

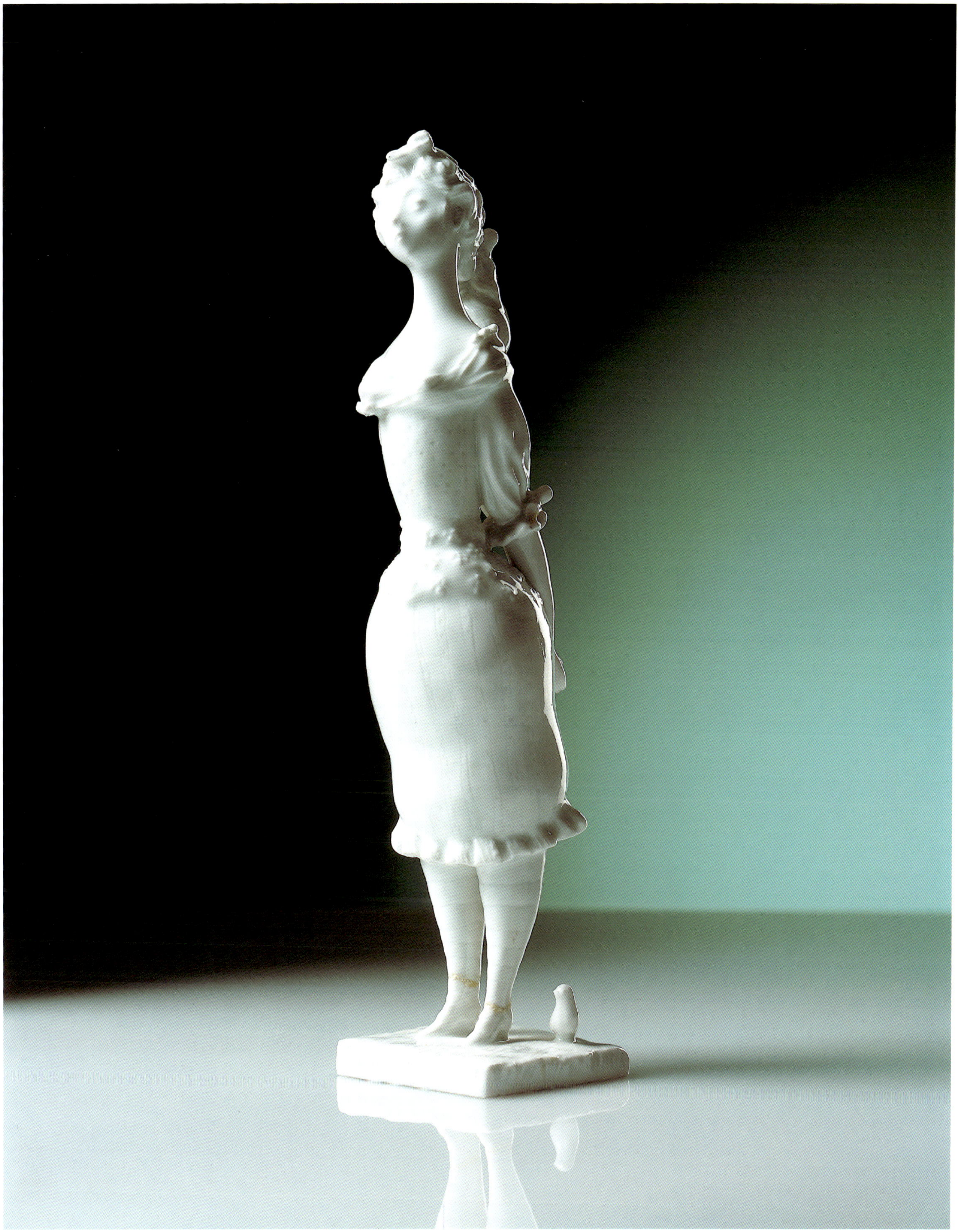

Schiller, Friedrich (1759–1805)

ÜBER DIE ÄSTHETISCHE ERZIEHUNG DES MENSCHEN ...

Aus:
Schiller. Ein Lesebuch für unsere Zeit.
Berlin; Weimar, 1986.

2. Brief:

Ich möchte nicht gern in einem andern Jahrhundert leben und für ein andres gearbeitet haben. Man ist ebensogut Zeitbürger, als man Staatsbürger ist; und wenn es unschicklich, ja unerlaubt gefunden wird, sich von den Sitten und Gewohnheiten des Zirkels, in dem man lebt, auszuschließen, warum sollte es weniger Pflicht sein, in der Wahl seines Wirkens dem Bedürfnis und dem Geschmack des Jahrhunderts eine Stimme einzuräumen?

Diese Stimme scheint aber keineswegs zum Vorteil der Kunst auszufallen, derjenigen wenigstens nicht, auf welche allein meine Untersuchungen gerichtet sein werden. Der Lauf der Begebenheiten hat dem Genius der Zeit eine Richtung gegeben, die ihn je mehr und mehr von der Kunst des Ideals zu entfernen droht. Diese muß die Wirklichkeit verlassen und sich mit anständiger Kühnheit über das Bedürfnis erheben; denn die Kunst ist eine Tochter der Freiheit, und von der Notwendigkeit der Geister, nicht von der Notdurft der Materie will sie ihre Vorschrift empfangen. Jetzt aber herrscht das Bedürfnis und beugt die gesunkene Menschheit unter sein tyrannisches Joch. Der Nutzer ist das große Idol der Zeit, dem alle Kräfte fronen und alle Talente huldigen sollen. Auf dieser groben Waage hat das geistige Verdienst der Kunst kein Gewicht, und, aller Aufmunterung beraubt, verschwindet sie von dem lärmenden Markt des Jahrhunderts. Selbst der philosophische Untersuchungsgeist entreißt der Einbildungskraft eine Provinz nach der andern, und die Grenzen der Kunst verengen sich, je mehr die Wissenschaft ihre Schranken erweitert.

Erwartungsvoll sind die Blicke des Philosophen wie des Weltmanns auf den politischen Schauplatz geheftet, wo jetzt, wie man glaubt, das große Schicksal der Menschheit verhandelt wird. Verrät es nicht eine tadelnswerte Gleichgültigkeit gegen das Wohl der Gesellschaft, dieses allgemeine Gespräch nicht zu teilen? So nahe dieser große Rechtshandel, seines Inhalts und seiner Folgen wegen, jeden, der sich Mensch nennt, angeht, so sehr muß er, seiner Verhandlungsart wegen, jeden Selbstdenker insbesondere interessieren.

Eine Frage, welche sonst nur durch das blinde Recht des Stärkern beantwortet wurde, ist nun, wie es scheint, vor dem Richterstuhl reiner Vernunft anhängig gemacht, und wer nur immer fähig ist, sich in das Zentrum des Ganzen zu versetzen und sein Individuum zur Gattung zu steigern, darf sich als einen Besitzer jenes Vernunftsgerichts betrachten, so wie er als Mensch und Weltbürger zugleich Partei ist und näher oder entfernter in den Erfolg sich verwickelt sieht. Es ist also nicht bloß seine eigene Sache, die in diesem großen Rechtshandel zur Entscheidung kommt, es soll auch nach Gesetzen gesprochen werden, die er als vernünftiger Geist selbst zu diktieren fähig und berechtigt ist. Wie anziehend müßte es für mich sein, einen solchen Gegenstand mit einem ebenso geistreichen Denker als liberalen Weltbürger in Untersuchung zu nehmen und einem Herzen, das mit schönem Enthusiasmus dem Wohl der Menschheit sich weiht, die Entscheidung anheimzustellen! Wie angenehm, überraschend, bei einer noch so großen Verschiedenheit des Standorts und bei dem weiten Abstand, den die Verhältnisse in der wirklichen Welt nötig machen, Ihrem vorurteilsfreien Geist auf dem Felde der Ideen in dem nämlichen Resultat zu begegnen! Daß ich dieser reizenden Versuchung widerstehe und die Schönheit der Freiheit vorangehen lasse, glaube ich nicht bloß mit meiner Neigung entschuldigen, sondern durch Grundsätze rechtfertigen zu können. Ich hoffe, Sie zu überzeugen, daß diese Materie weit weniger dem Bedürfnis als dem Geschmack des Zeitalters fremd ist, ja daß man, um jenes politische Problem in der Erfahrung zu lösen, durch das ästhetische den Weg nehmen muß, weil es die Schönheit ist, durch welche man zu der Freiheit wandert. Aber dieser Beweis kann nicht geführt werden, ohne daß ich Ihnen die Grundsätze in Erinnerung bringe, durch welche sich die Vernunft überhaupt bei einer politischen Gesetzgebung leitet ...

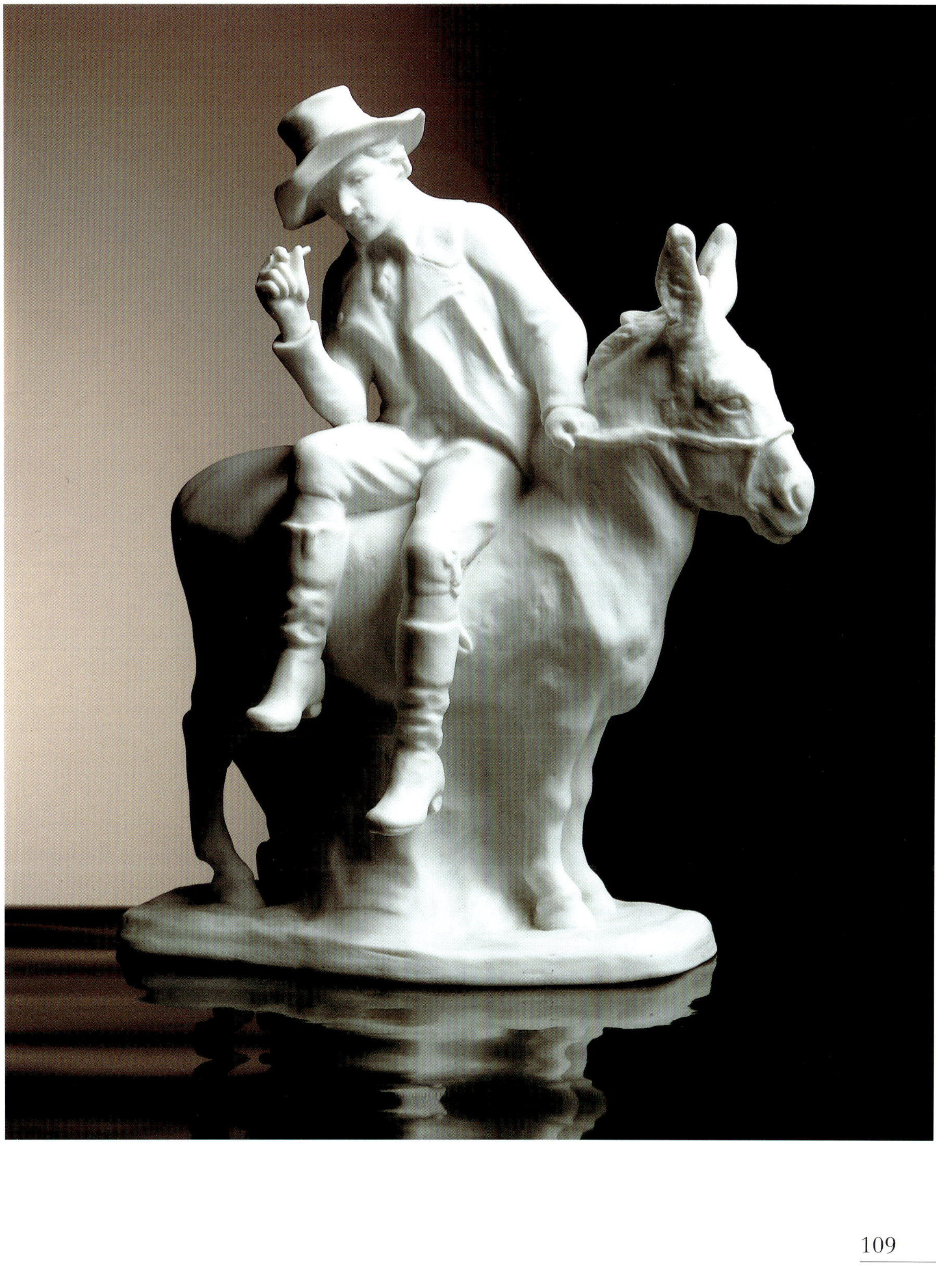

56
Figurengruppe
»Schiller auf einem Esel reitend in Karlsbad«
Form-Nr.: V 115 (alt)
Modelljahr: 1905
Formgestalter:
Erich Oskar Hösel
Material: Biskuit, weiß
Objektdatierung: 1905
Inventar-Nr.: 3929
Höhe: 21,7 cm

Schwab, Gustav (1792–1850)
DAS GOLDENE VLIES

Europa:

Aus:
Schwab, Gustav:
Das Goldene Vlies.
Die schönsten Sagen des klassischen Altertums I.
Berlin; Weimar, 1974.

Im Lande Tyrus und Sidon erwuchs die Jungfrau Europa, die Tochter des Königs Agenor, in der tiefen Abgeschiedenheit des väterlichen Palastes. Zu dieser ward nachmitternächtlicher Weile, wo untrügliche Träume die Sterblichen besuchen, ein seltsames Traumbild vom Himmel gesendet. Es kam ihr vor, als erschienen zwei Weltteile in Frauengestalt, Asien und der gegenüberliegende, und stritten um ihren Besitz. Die eine der Frauen hatte die Gestalt einer Fremden; die andere – und dies war Asien – glich an Aussehen und Gebärde einer Einheimischen. Diese wehrte sich mit zärtlichem Eifer für ihr Kind Europa, sprechend, daß sie es sei, welche die geliebte Tochter geboren und gesäugt hätte. Das fremde Weib aber umfaßte sie wie einen Raub mit gewaltigen Armen und zog sie mit sich fort, ohne daß Europa im Innern zu widerstreben vermochte. »Komm nur mit mir, Liebchen«, sprach die Fremde, »ich trage dich als Beute dem Ägäiserschütterer Zeus entgegen; so ist dir's vom Geschicke beschieden.«

Mit klopfendem Herzen erwachte Europa und richtete sich vom Lager auf, denn das Nachtgesicht war hell wie ein Anblick des Tages gewesen. Lange Zeit saß sie unbeweglich aufrecht im Bette, vor sich hin starrend, und vor ihren weit aufgetanen Augensternen standen noch die beiden Weiber. Erst später öffneten sich ihre Lippen zum bangen Selbstgespräche: »Welcher Himmlische«, sprach sie, »hat mir diese Bilder zugeschickt? Was für wunderbare Träume haben mich aufgeschreckt, die ich im Vaterhause süß und sicher schlummerte? Wer war doch die Fremde, die ich im Traume gesehen? Welch eine wunderbare Sehnsucht nach ihr regt sich in meinem Herzen? Und wie ist sie selbst mir so liebreich entgegengekommen, und auch als sie mich gewaltsam entführte, mit welchem Mutterblicke hat sie mich angelächelt! Mögen die seligen Götter mir den Traum zum besten kehren!«

Der Morgen war herangekommen; der helle Tagesschein verwischte den nächtlichen Schimmer des Traumes aus der Seele der Jungfrau, und Europa erhub sich zu den Beschäftigungen und Freuden ihres jungfräulichen Lebens. Bald sammelten sich um sie ihre Altersgenossinnen und Gespielinnen, Töchter der ersten Häuser, welche sie zu Chortänzen, Opfern und Lustgängen zu begleiten pflegten. Auch jetzt kamen sie, ihre Herrin zu einem Gange nach den blumenreichen Wiesen des Meeres einzuladen, wo sich die Mädchen der Gegend scharenweise zu versammeln und am üppigen Wuchse der Blumen und am rauschenden Halle des Meeres zu erfreuen pflegten. Alle Mädchen führten einen Korb zum Blumensammeln in den Händen. Europa selbst trug ein wunderherrliches Schleppkleid voll glänzender Bilder aus der Göttersage; das köstliche Gewand war ein Werk des Hephaistos, ein uraltes Göttergeschenk des Erderschütterers Poseidon, das dieser der Libya geschenkt hatte, als er um sie warb. Aus ihrem Besitze war es von Hand zu Hand als Erbstück in das Haus des Agenor gekommen. Mit diesem Brautschmuck angetan, eilte die holdselige Europa an der Spitze ihrer Gespielinnen den Meereswiesen zu, die voll der buntesten Blumen standen ... Aber nicht lange sollten sie ihren Sinn an den Blumen ergötzen, denn in das sorglose Jugendleben Europas griff unversehens das Schicksal ein, das ihr der Traum der verschwundenen Nacht geweissagt hatte. Zeus, der Kronide, war von den Geschossen der Liebesgöttin, die allein auch den unbezwungenen

Göttervater zu besiegen vermochten, getroffen und von der Schönheit der jungen Europa ergriffen worden. Weil er aber den Zorn der eifersüchtigen Hera fürchtete, auch nicht hoffen durfte, den unschuldigen Sinn der Jungfrau zu betören, so sann der verschlagene Gott auf eine neue List. Er verwandelte seine Gestalt und wurde ein Stier. Aber welch ein Stier! Nicht, wie er auf gemeiner Wiese geht oder unters Joch gebeugt den schwerbeladenen Wagen zieht; nein, groß, herrlich von Gestalt, mit schwellenden Muskeln am Halse und vollen Wampen am Bug; seine Hörner waren zierlich und klein, wie von Händen gedrechselt, und durchsichtiger als reine Juwelen; goldgelb war die Farbe seines Leibes, nur mitten auf der Stirn schimmerte ein silberweißes Mal, dem gekrümmten Horne des wachsenden Mondes ähnlich; bläulichte, von Verlangen funkelnde Augen rollten ihm im Kopfe ...

Europa und ihre Jungfrauen bewunderten die edle Gestalt des Tieres und seine friedlichen Gebärden, ja sie bekamen Lust, ihn recht in der Nähe zu besehen und ihm den schimmernden Rücken zu streicheln. Der Stier schien dies zu merken, denn er kam immer näher und stellte sich endlich dicht vor Europa hin. Diese sprang auf und wich anfangs einige Schritte zurück; als aber das Tier sogar zahm stehenblieb, faßte sie sich ein Herz, näherte sich wieder und hielt ihm ihren Blumenstrauß vor das schäumende Maul, aus dem sie ein ambrosischer Atem anwehte. Der Stier leckte schmeichelnd die dargebotenen Blumen und die zarte Jungfrauenhand, die ihm den Schaum abwischte und ihn liebreich zu streicheln begann. Immer reizender kam der herrliche Stier der Jungfrau vor, ja sie wagte es und drückte einen Kuß auf seine glänzende Stirne. Da ließ das Tier ein freudiges Brüllen hören, nicht wie andere gemeine Stiere brüllen, sondern es tönte wie der Klang einer lydischen Flöte, die ein Bergtal durchhallt. Dann kauerte es sich zu den Füßen der schönen Fürstin nieder, blickte sie sehnsüchtig an, wandte ihr den Nacken zu und zeigte ihr den breiten Rücken. Da sprach Europa zu ihren Freundinnen, den Jungfrauen: »Kommt doch auch näher, liebe Gespielinnen, daß wir uns auf den Rücken dieses schönen Stieres setzen und unsere Lust haben; ich glaube, er könnte unserer viere aufnehmen und beherbergen. Er ist so sanftmütig anzuschauen, so holdselig; er gleicht gar nicht anderen Stieren; wahrhaftig, er hat Verstand wie ein Mensch, und es fehlt ihm gar nichts als die Rede!«

Mit diesen Worten nahm sie ihren Gespielinnen die Kränze, einen nach dem andern, aus den Händen und behängte damit die gesenkten Hörner des Stieres, dann schwang sie sich lächelnd auf seinen Rücken, während ihre Freundinnen zaudernd und unschlüssig zusahen.

Der Stier aber, als er die geraubt, die er gewollt hatte, sprang vom Boden auf. Anfangs ging er ganz sachte mit der Jungfrau davon, doch so, daß ihre Genossinnen nicht gleichen Schritt mit seinem Gange halten konnte. Als er die Wiesen im Rücken und den kahlen Strand vor sich hatte, verdoppelte er seinen Lauf und glich nun nicht mehr einem trabenden Stiere, sondern einem fliegenden Roß. Und ehe sich Europa besinnen konnte, war er mit einem Satz ins Meer gesprungen und schwamm mit seiner Beute dahin. Die Jungfrau hielt mit der Rechten eins seiner Hörner umklammert, mit der Linken stützte sie sich auf den Rücken; in ihre Gewänder blies der Wind wie ein Segel; ängstlich blickte sie nach dem verlassenen Lande zurück und rief umsonst die Gespielinnen; das Wasser umwallte den segelnden Stier, und seine hüpfenden Wellen scheuend, zog sie furchtsam die Fersen hinauf. Aber das Tier schwamm dahin wie ein Schiff; bald war das Ufer verschwunden, die Sonne untergegangen, und im Helldunkel der Nacht sah die unglückliche Jungfrau nichts um sich her als Wogen und Gestirne ...

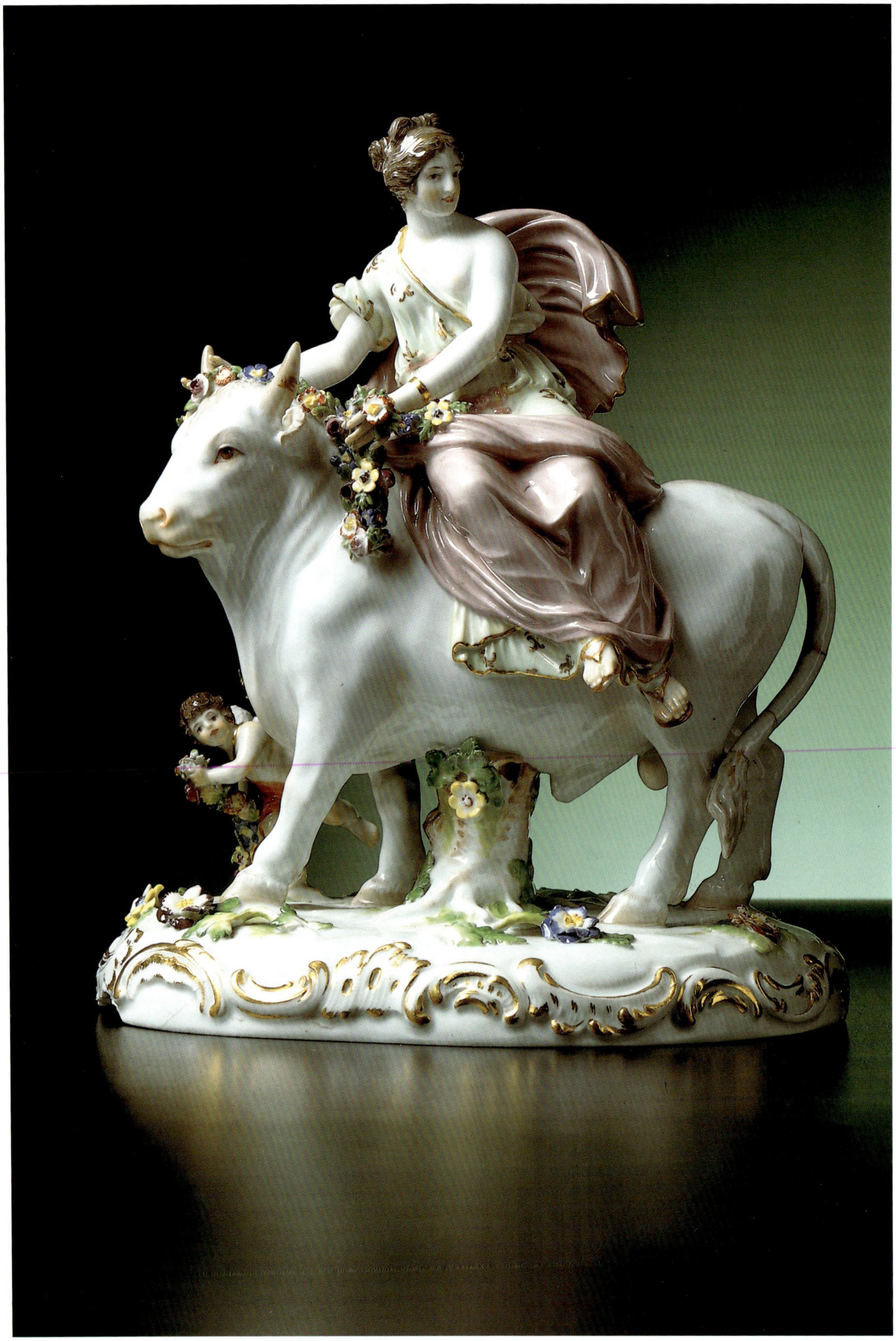

57
Figurengruppe
»Europa auf dem Stier«
Form-Nr.: K 70 (alt)
Modelljahr: 1795
Formgestalter:
Johann Daniel Schöne,
Christian Gottfried Jüchtzer
Staffage: Aufglasurfarben
und Gold
Objektdatierung: um 1895
Inventar-Nr.: 6463
Höhe: 25 cm
Breite: 21,2 cm

58
Figurengruppe
»Europa auf dem Stier«
Form-Nr.:
A 1192 (alt), 70655 (neu)
Modelljahr:
1930/32 (»Scheurich«
mit Jahreszahl '32)
Formgestalter:
Paul Scheurich
Staffage: weiß
(mit Weißstempel)
Objektdatierung: 1958
Inventar-Nr.: 3723
Höhe: 67 cm

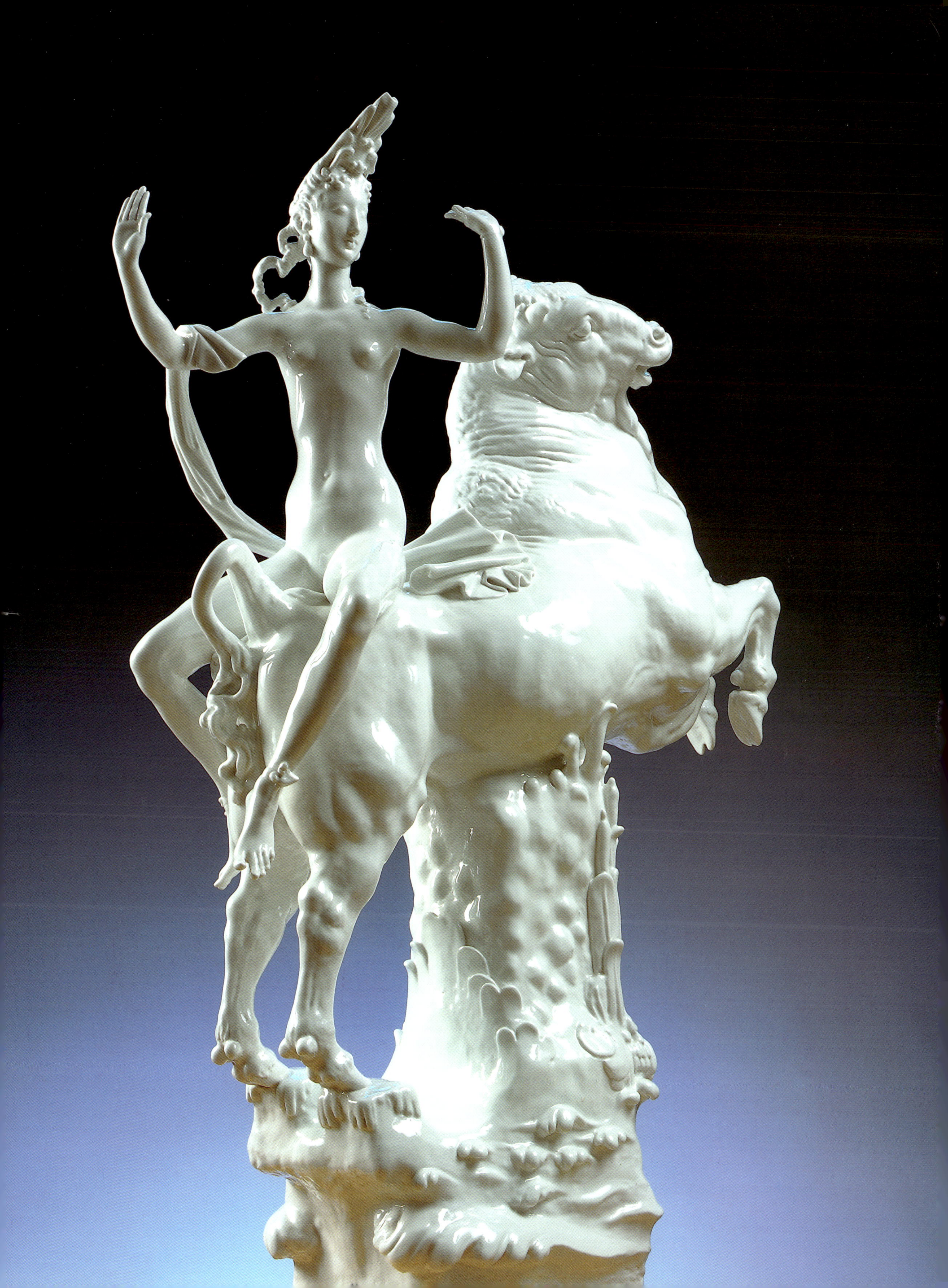

Schwab, Gustav (1792–1850)

GENOVEFA

Die gerettete Genovefa, verlassen von allen Menschen, ging in dem wilden Wald umher und suchte einen Ort, wo sie von dem Unwetter geschirmt sich aufhalten könnte; sie fand aber den ganzen langen Tag keinen, sondern wurde genötigt, unter einem Baume ihre Nachtherberge zu nehmen. So brachte sie die kalte Nacht unter Frost und vieler Furcht hin, ohne allen Schlaf, die weinenden Augen und zitternden Hände gen Himmel gewendet. Als der Morgen anbrach, stand sie auf und nahm ihr Kind, das auf ihrem Schoße geruht hatte, auf den Arm, dann ging sie abermals den ganzen Tag im Walde umher, eine gelegene Höhle oder auch nur einen hohlen Baum zu suchen, um darin zu wohnen. Aber es war wieder vergebens. Da sie nun zwei Tage nichts gegessen und getrunken, so waren ihr Hunger und Durst so groß, daß sie die rohen Wurzeln der Kräuter auszuraufen anfing, sich daran zu erfrischen. Die zweite Nacht brachte sie wieder ohne Schlummer und voll Angst unter einem Baume zu. Endlich, den dritten Tag, als sie noch tiefer in die Wildnis hineingegangen war, fand sie im Felsgestein eine Höhle und nächst dabei ein kleines Quellbrünnlein. Die Gräfin nahm diese Wohnung an als von Gott beschert und setzte sich vor, ihr übriges Leben in der Höhle zuzubringen. Sie machte sich ein Bett aus Baumzweigen und Laub und suchte sich von Tag zu Tag frische Wurzeln zur Nahrung. Weil sie aber ein so gar kümmerliches Leben führen mußte, so ging ihr bald die Muttermilch aus, und ihr armes Kind trank an der leeren Brust so lange, bis endlich Blut statt der Milch floß; und weil es keine Nahrung mehr bekam, so fing es an zu verschmachten. Sein klägliches Wimmern ging der Mutter so tief ins Herz, daß auch sie vor Leid sterben zu müssen meinte. Sie legte das Kind verzweifelnd unter einen Baum und ging davon, wo sie es nicht hören und sehen konnte. Dort kniete sie mit aufgehobenen Händen nieder und rief den gütigen Gott so inbrünstig an, daß er sie erhören mußte. »Mein Gott und Erlöser«, sprach sie, »können deine gnädigen Augen ohne Mitleiden ansehen, wie dieses unschuldige Kind verschmachten muß? Siehe doch an, barmherziger Gott, wie das arme Lamm vor deinen Augen liegt und mit seinem milden Weinen dich so innig um die nötige Nahrung anruft! Ach, erbarme dich über die Waise, der ihr Vater so hart ist und die Mutter nicht helfen kann. Ich habe ja keinen Trost mehr auf Erden als dies mein einziges Söhnlein. Nimmst du es mir, so muß ich gar vertrauern in dieser öden Wildnis. Darum gib es mir wieder, barmherziger Gott, gewiß, ich will es dir zur Ehre und zu deinem Dienste aufziehen.«

Kaum hatte die weinende Mutter dieses Gebet geendigt, da lief eine Hirschkuh auf sie zu, die sich wie ein zahmes Tier anstellte und freundlich um sie herstrich, gleich als wollte sie sagen: »Siehe, mich hat Gott gesendet, dein Kindlein zu ernähren.« Genovefa erkannte mit freudigem Staunen die Vorsehung Gottes, sie eilte zurück zu ihrem Kinde, und da die Hirschkuh ihr nachlief, so legte sie das Kind an die Zitzen des Wildes und ließ es so lange saugen, bis es gesättigt war. Durch diese himmlische Wohltat wurde die gute Gräfin so erfreut, daß sie sich auf die Knie niederwarf und mit vielen süßen Tränen dem gütigen Gott Dank sagte und in Demut um Fortsetzung seiner Hilfe flehte. Ihr Gebet wurde erhört: Die Hirschkuh kam täglich, solange beide in der Wüste waren, zweimal, das Kind zu säugen. Dies war die einzige Hilfe, welche das schuldlose Kind sieben ganze Jahre lang von den Kreaturen empfing, während seine Mutter von Wurzeln und Kräutern leben mußte. Ihre Grafenwohnung hatte sie mit der

Aus:
Sagen und Legenden.
Hrsg. von Almut Gaugler.
Stuttgart, 1993.

59
Figurengruppe
»Dame mit Hirschkuh«
(auch: »Hl. Genovefa«)
Form-Nr.: A 1234 (alt),
73325 (neu)
Modelljahr: 1930/31
Formgestalter:
Paul Scheurich
Staffage: weiß
(mit Weißstempel)
Objektdatierung:
zwischen 1934 und 1948
Inventar-Nr.: 3696
Höhe: 30 cm
Breite: 36,5 cm

wilden Einöde vertauscht, ihr schönes Zimmer, ihre Kammerjungfrauen waren die unvernünftigen Tiere; statt auf ihr weiches Ruhebett legte sie sich des Nachts in Laub und harte Reiser; anstatt ihrer kostbaren Perlen hatte sie bittere Zähren und für Lust und Kurzweil nichts als Leid und Traurigkeit …

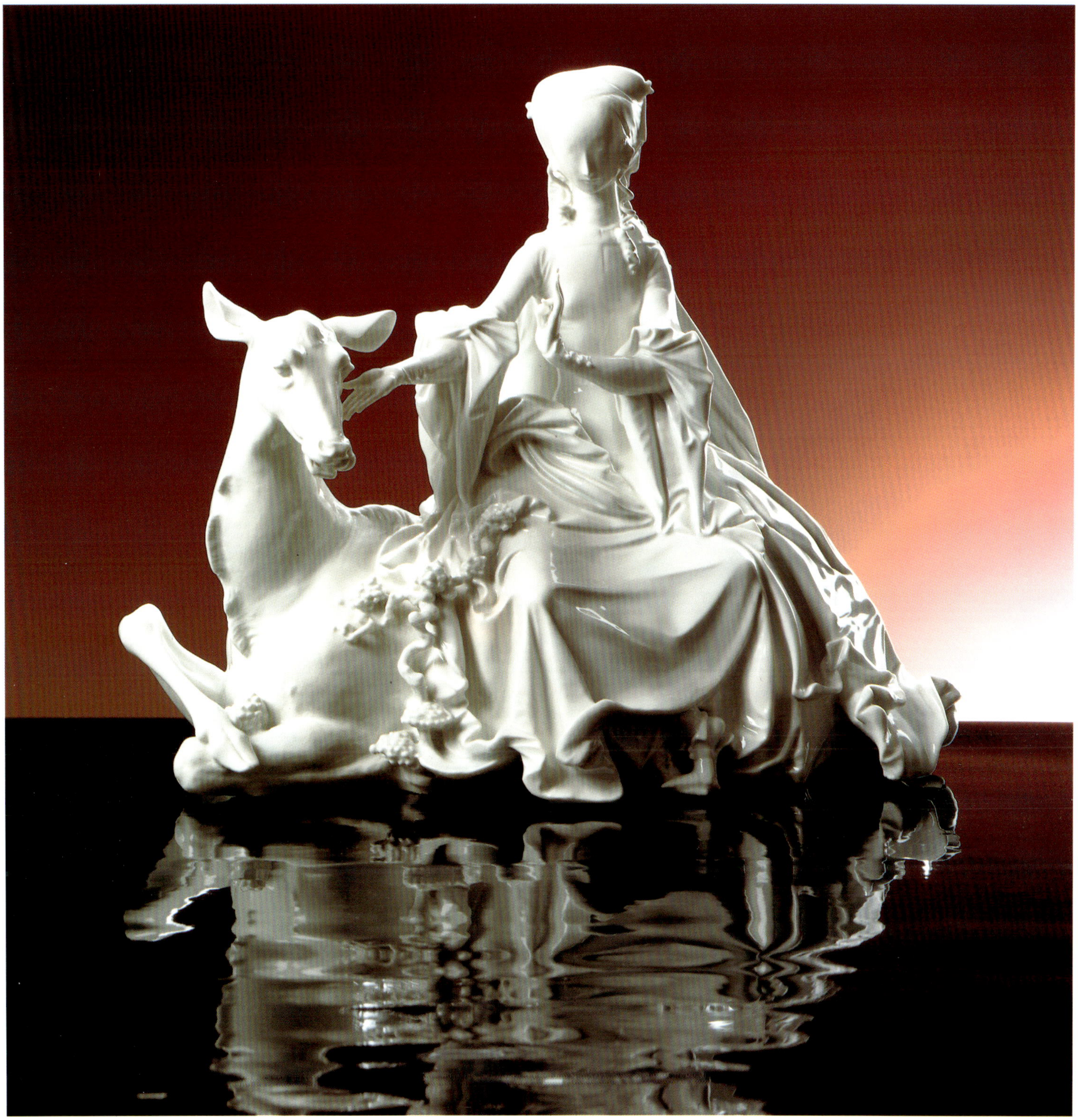

Schwarz, Jewgeni (1896–1958)

DER DRACHE

Zweiter Akt

Aus:
Schwarz, Jewgeni: Der Drache. Märchenkomödien, Leipzig, 1974.

Elsa: (*tritt zu Lanzelot*) Herr Lanzelot, mir wird befohlen, von Ihnen Abschied zu nehmen.

Lanzelot: Gut, Elsa. Nehmen wir Abschied für alle Fälle. Der Kampf wird hart sein. Alles mögliche kann passieren. Ich möchte Ihnen zum Abschied sagen, Elsa, ich liebe Sie.

Elsa: Mich?

Lanzelot: Ja, Elsa. Schon gestern haben Sie mir gut gefallen, als ich zum Fenster hinaussah, und Sie kamen mit Ihrem Vater nach Hause. Dann stellte ich fest, daß Sie mir bei jeder Bewegung schöner und schöner vorkamen. Aha, dachte ich. Und dann, als Sie dem Drachen die Hand küßten, hat mich Ihr Gehorsam nur traurig gestimmt. Ich wurde nicht zornig. Da war mir alles klar.

Elsa: Ich glaubte, Sie hätten den Drachen auch so zum Kampf gefordert, auch wenn ein anderes Mädchen an meiner Stelle gewesen wäre.

Lanzelot: Natürlich hätte ich ihn gefordert. Ich kann sie nicht ausstehen, diese Drachen. Aber um Ihretwillen würde ich ihn mit bloßen Händen erwürgen, obwohl das sehr widerlich wäre.

Elsa: Sie lieben mich also?

Lanzelot: Ja. Oh, zu denken, daß ich gestern, an der Kreuzung der drei Wege, statt nach links fast nach rechts abgebogen wäre, wir hätten uns nie getroffen. Schrecklich, nicht?

Elsa: Ja.

Lanzelot: Ja. Jetzt gibt es auf der Welt keine, die mir so lieb ist wie Sie. Ihre Stadt ist meine Stadt. Wenn ich ... kurz, wenn wir uns nicht wiedersehen, vergessen Sie mich nicht?

Elsa: Nein.

Lanzelot: Jetzt haben Sie mir zum erstenmal in die Augen gesehen.

(*Elsa faßt Lanzelot bei der Hand*)

Drache: Gut, das Mädchen. Jetzt macht sie ihn zahm.

Heinrich: Ja. Sie ist nicht dumm, Exzellenz.

Lanzelot: Ich bin ein Wanderer, wissen Sie, federleicht, mein ganzes Leben bestand aus schweren Kämpfen. Hier ein Drache, da ein Menschenfresser, dort Riesen. Viel zu tun ... Mühselige Arbeit, undankbar. Aber ich wurde nicht müde, und ich war oft verliebt.

Elsa: Oft?

Lanzelot: Natürlich. Man zieht kreuz und quer durch die Welt, kämpft und lernt Mädchen kennen. Die Mädchen geraten doch andauernd in die Gewalt eines Räubers, von Riesen oder in die Küche eines Menschenfressers. Diese Scheusale suchen sich immer die besten Mädchen aus, die Menschenfresser ganz besonders. Da kommt es eben vor – man verliebt sich. Aber so wie jetzt war es nie ... Elsa, wenn wir allein wären, ich würde Sie immerzu küssen. Wir gingen fort von hier, durch Wälder und über Berge, das würde uns nicht schwerfallen, denn ich würde für Sie ein Pferd mit einem solchen Sattel auftreiben, auf dem Sie niemals müde werden. Ich würde am Steigbügel nebenher gehen und Sie bewundern. Kein Mensch würde es wagen, Ihnen nahezutreten.

60
»Ankündigungsplatte« zum Schauspiel »Der Drache«
Form-Nr.: 297 (alt), 53305 (neu)
Modelljahr: um 1850
Formgestalter: unbekannt
Dekor-Nr.: 1364 a (alt)
Dekorgestalter: Heinz Werner
Dekor: Scharffeuerfarben und Platin
Objektdatierung: 1967 bzw. 1968
Inventar-Nr.: 10798
Durchmesser: 41 x 41 cm

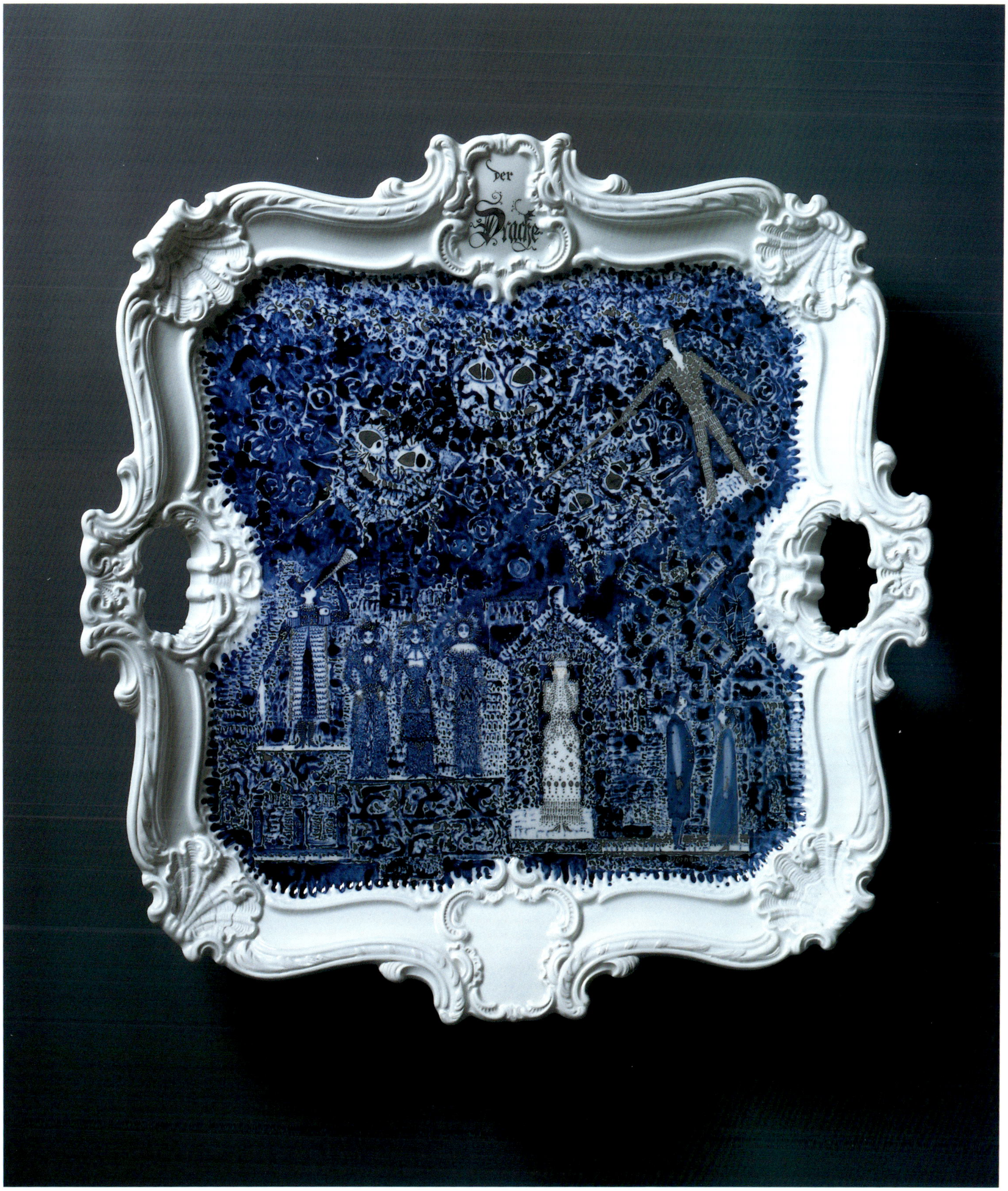
der
Drache

Elsa: Sprich nicht weiter. Ich bitte dich.

Lanzelot: Ach, weiß man ihn eurem Volk überhaupt, wie man lieben kann? Furcht, Müdigkeit und Zweifel verbrennen, verschwinden auf ewig. So sehr kann man lieben. Selbst die Bäume im Wald können zärtliche Worte mit uns wechseln und die Vögel und die wilden Tiere, weil Liebende alles verstehen und sich eins fühlen mit der ganzen Welt.

Drache: Was flötet er da?

Heinrich: Er predigt. Wissen ist Licht, Unwissen ist Finsternis. Vor dem Essen Händewaschen und so weiter. Ein trockener Zwieback …

Drache: Aha! Sie legt ihm die Hand auf die Schulter. Prachtmädel!

Elsa: Liebster, ich wußte nicht, daß es Menschen wie dich auf der Erde gibt. Gestern war ich noch gehorsam wie ein Hündchen, wagte nicht, an dich zu denken. Trotzdem stieg ich nachts ganz leise in die Küche und trank den Wein, den du in deinem Glase gelassen hattest. Und so habe ich dich in der Nacht geküßt, weil du für mich kämpfen willst. Ich liebe dich. (*küßt Lanzelot*)

Drache (*stößt vor Ungeduld mit den Beinchen auf*): Gleich tut sie's, gleich tut sie's, gleich tut sie's!

Elsa (*zieht das Messer aus der Scheide*): Siehst du das Messer? Der Drache hat befohlen, daß ich dich umbringen soll.

Drache: Na!

Heinrich: Tu's, tu's!

Elsa: Sieh her! (*schleudert das Messer in den Brunnen*)

Heinrich: Blöde Gans!

Drache (*donnert*): Du wagst es!

Elsa: Schweig! Glaubst du, ich lasse mich von dir ausschimpfen, nachdem er mich geküßt hat. Ich liebe ihn. Er wird dich töten.

Lanzelot: Das ist die reine Wahrheit, Herr Drache.

Drache: So? Dann auf zum Kampf. (*gähnt*) Offen gestanden, es ist mir nicht zuwider. Ich habe mir unlängst einen interessanten Tatzenschlag ausgedacht, Richtung n nach x. Und den probieren wir jetzt an deinem Körper aus. Lauf, Bursche, ruf die Wache. (*Heinrich läuft davon*) Marsch, marsch, nach Hause, Dummerchen, wir sprechen uns nach dem Kampf. (*Heinrich kommt mit der Wache*) Hör zu, Wache, was wollte ich sagen … ja … Geleite dieses Mädchen nach Hause und bewache sie. Schieb ab!

(*Lanzelot drückt die Wache in die Knie*)

Elsa: Laß. Schone deine Kräfte. Wenn du ihn erschlagen hast, holst du mich. Ich werde auf dich warten …

61
Figur »Drache« (Ausschnitt)
Form-Nr.: V 276 (alt), 73359 (neu)
Modelljahr: 1968
Formgestalter: Peter Strang
Staffagegestalter: Heinz Werner
Staffage: Platin
Objektdatierung: 1968
Inventar-Nr.: 5775
Höhe: 61,5 cm
Breite: 17 cm
Tiefe: 23 cm

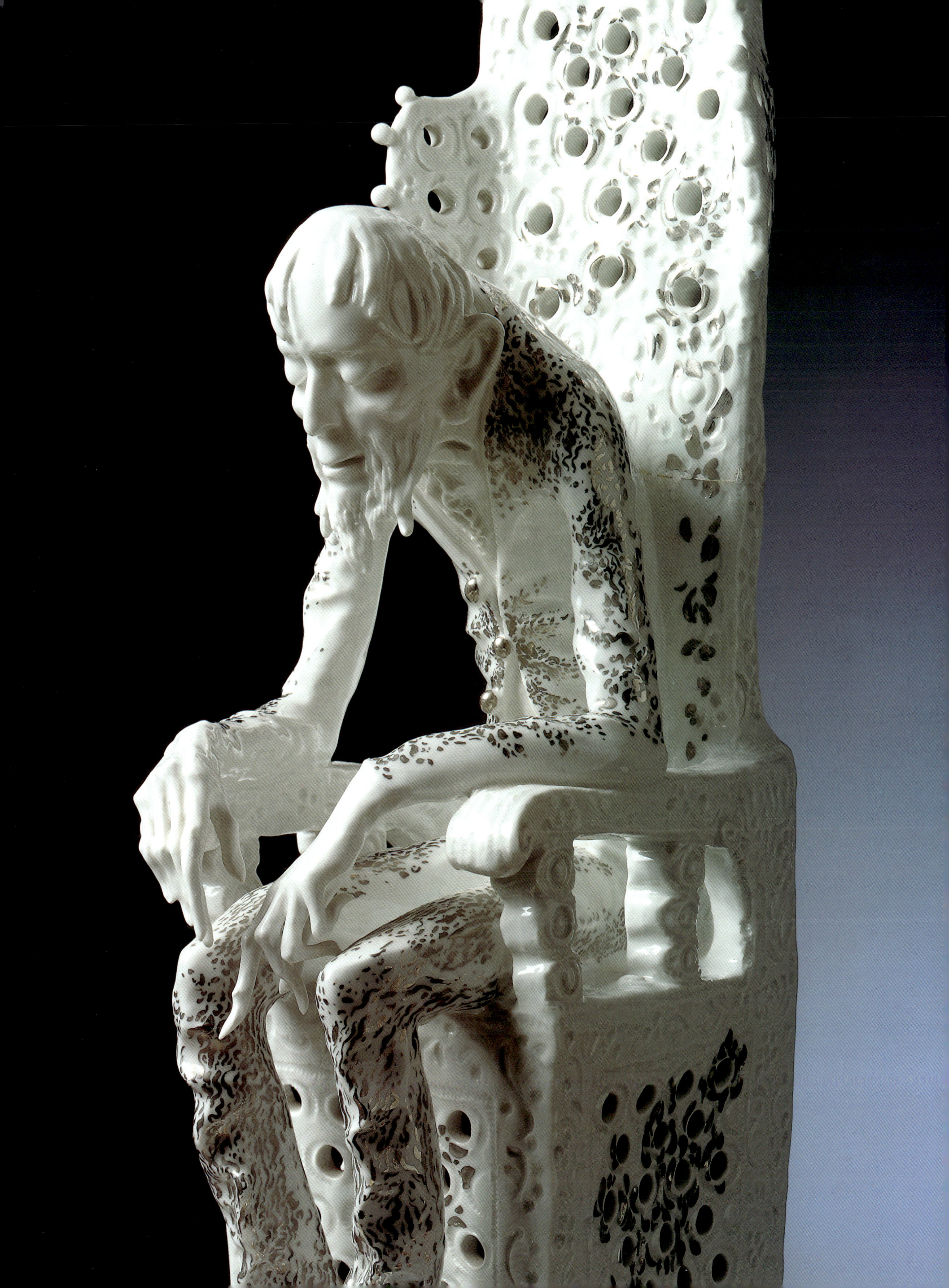

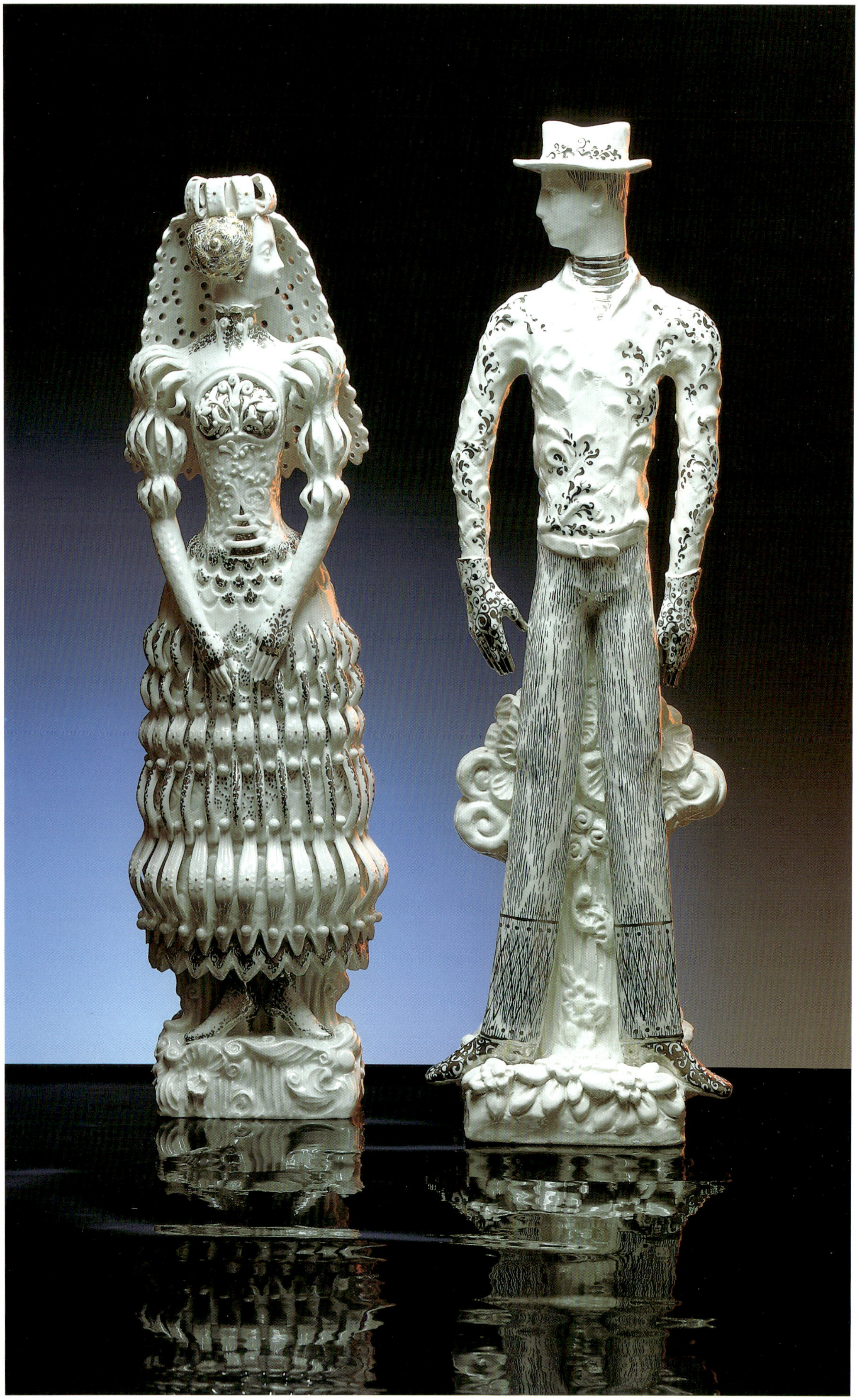

62
Figuren »Elsa« (li.) und »Lanzelot« (re.) aus dem figürlichen Ensemble »Der Drache«
Form-Nr.:
(li.) V 275 (alt); 73358 (neu)
(re.) V 277 (alt); 73360 (neu)
Modelljahr: 1967
Formgestalter: Peter Strang
Staffagegestalter:
Heinz Werner
Staffage: Platin und Gold (li.), Platin (re.)
Objektdatierung: 1967 (li. signiert Peter Strang), 1968 (re., signiert P. Strang/Werner)
Inventar-Nrn.:
5773 (li.), 5774 (re.)
Höhe:
65 cm (li.), 68 cm (re.)

Shakespeare, William (1564–1616)

EIN SOMMERNACHTSTRAUM

Aus:
Shakespeare, William:
Komödien. Ein Sommernachtstraum.
Berlin, 1988.

Dritter Aufzug · Erste Szene:

Schnauz: O Zettel! du bist verwandelt? Was seh' ich an dir?

Zettel: Was du siehst? Du siehst deinen eignen Eselskopf. Nicht?

Squenz: Gott behüte dich, Zettel! Gott behüte dich! du bist transferiert.

Zettel: Ich merke ihre Schelmerei; sie wollen einen Esel aus mir machen, mich zu fürchten machen, wenn sie können. Aber ich will hier nicht von der Stelle, laß sie machen, was sie wollen; ich will hier auf und ab spazieren und singen, damit sie sehen, daß ich mich nicht fürchte.

Er singt: Die Schwalbe, die den Sommer bringt,
Der Spatz, der Zeisig fein,
Die Lerche, die sich lustig schwingt
Bis in den Himmel 'nein.

Titania erwachend: Weckt mich von meinem Blumenbett' ein Engel?

Zettel singt: Der Kuckuck, der der Grasmück'
So gern ins Nestchen heckt
Und lacht darob mit arger Tück'
Und manchen Eh'mann neckt –
Denn sein Rufen soll eine gar gefährliche Vorbedeutung sein, und wem jückt es nicht ein bißchen an der Stirne, wenn er sich Kuckuck grüßen hört?

Titania: Ich bitte dich, du holder Sterblicher,
Sing' noch einmal! Mein Ohr ist ganz verliebt
In deine Melodie; auch ist mein Auge
Betört von deiner lieblichen Gestalt;
Gewaltig treibt mich deine schöne Tugend,
Beim ersten Blick dir zu gestehn, zu schwören:
Daß ich dich liebe.

Zettel: Mich dünkt, Madam, sie könnten dazu nicht viel Ursache haben. Und doch, die Wahrheit zu sagen, halten Vernunft und Liebe heutzutage nicht viel Gemeinschaft. Schade, daß ehrliche Nachbarn sie nicht zu Freunden machen wollen! Gelt, ich kann auch spaßen, wenn's darauf ankömmt.

Titania: Du bist so weise, wie du reizend bist.

Zettel: Das nun just auch nicht. Doch, wenn ich Witz genug hätte, um aus diesem Walde zu kommen, so hätte ich just so viel, als mir nötig täte.

Titania: Begehre nicht, aus diesem Hain zu fliehn; Du mußt hier, willig oder nicht, verziehn. Ich bin ein Geist nicht von gemeinem Stande; Ein ew'ger Sommer zieret meine Lande. Und sieh', ich liebe dich! Drum folge mir, Ich gebe Elfen zur Bedienung dir; Sie sollen Perlen aus dem Meer dir bringen, Und, wenn du leicht auf Blumen schlummerst, singen. Ich will vom Erdenstoffe dich befrein, Daß du so luftig sollst wie Geister sein. Senfsamen! Bohnenblüte! Motte! Spinnweb! …

Senfsamen: Was befehlen Sie?

Zettel: Nichts, lieber Musje, als daß Sie dem Kavalier Bohnenblüte kratzen helfen. Ich muß zum Balbier, Musje, denn mir ist, als wär' ich gewaltig haarig um's Gesicht herum, und ich bin ein so zärtlicher Esel: wenn mein Haar mich nur ein bißchen kitzelt, gleich muß ich kratzen.

Titania: Willst du Musik vernehmen, süßer Freund?

Zettel: Ich hab' ein räsonabel gutes Ohr für Musik; spielt mir ein Stück auf der Maultrommel!

Titania: Sag, süßer Freund, was hast du Lust zu essen?

Zettel: Ja, meiner Seel'! Eine Krippe voll Futter. Ich könnte auch guten trocknen Hafer käuen. Mir ist, als hätte ich großen Appetit nach einem Bunde Heu; gutes Heu, süßes Heu hat seines Gleichen auf der Welt nicht.

Titania: Ich hab' 'nen dreisten Elfen, der nach Nüssen
Im Magazin des Eichhorns suchen soll.

Zettel: Ich hätte lieber ein oder zwei Handvoll trockner Erbsen. Aber ich bitt' Euch, laßt keine von Euren Leuten mich stören. Es kommt mir eine Exposition zum Schlaf an.

Titania: Schlaf' du! Dich soll indes mein Arm umwinden.
Ihr Elfen, weg! Nach allen Seiten fort! –
So lind umflicht mit süße Blütenranken
Das Geißblatt; so umringelt, weiblich zart,
Das Efeu seines Ulmbaums rauhe Finger. –
Wie ich dich liebe! Wie ich dich vergött're! ...

63
Figurengruppe
»Titania mit Zettel als Esel«
Form-Nr.:
V 289 (alt), 70699 (neu)
Modelljahr: 1969
Formgestalter: Peter Strang
Staffagegestalter:
Heinz Werner
Staffage: Aufglasur- und
Scharffeuerfarben,
Gold und Platin
Objektdatierung: 1975
Inventar-Nr.: 5771
Höhe: 25,5 cm
Breite: 28 cm

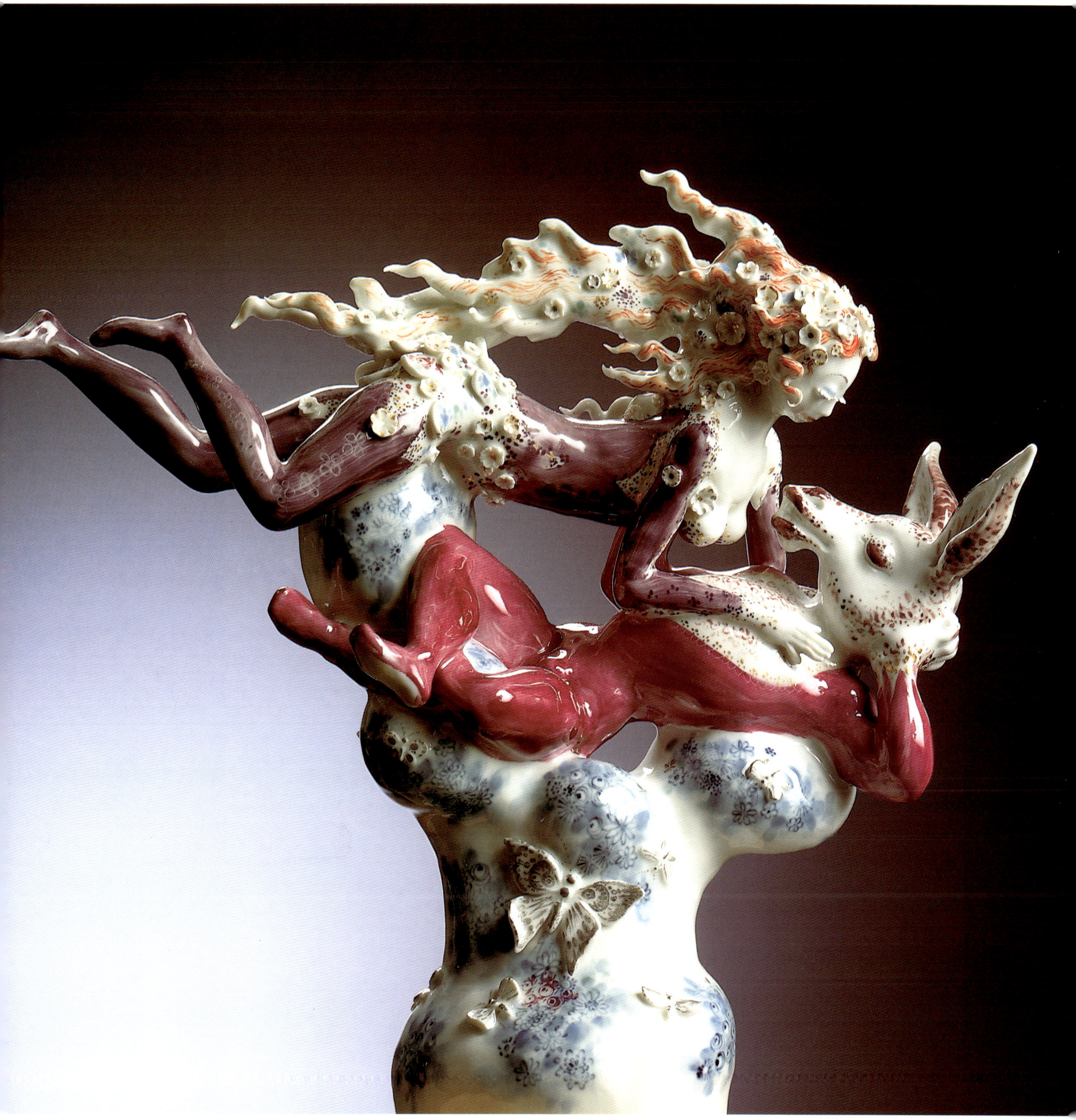

TILL EULENSPIEGEL (um 1450)

Aus:
Ein kurzweilig Lesen von Till Eulenspiegel geboren aus dem Land zu Braunschweig. Wie er sein Leben vollbracht hat, fünfundneunzig seiner Geschichten.
Leipzig; Weimar, 1987.

Die neunundzwanzigste Historie sagt, wie Eulenspiegel zu Erfurt einen Esel lesen lehrte in einem alten Psalter:

Eulenspiegel hätt groß Verlangen gen Erfurt, als er die Schalkheit zu Prag hätt ausgericht, denn er besorgt sich, daß sie ihm nacheilten. Als er nun gen Erfurt kam, da auch ein merklich große und berühmte Universität ist, darselbst schlug Eulenspiegel sein Brief auch an. Und die Kollegaten der Universität hätten viel gehört von seine Listen und schlugen Rat, was sie ihm aufgeben möchten, auf daß es ihnen nit ging, wie denen von Prag mit ihm gegangen war, und mit Schaden bestunden.

Nun wurden sie zu Rat, daß sie Eulenspiegeln ein Esel in die Lehr tun wollten, denn es sein viel Esel zu Erfurt, alt und jung. Sie besandten Eulenspiegeln und sprachen zu ihm: »Magister, Ihr habt künstliche Brief angeschlagen, daß Ihr ein jegliche Kreatur in kurzen Zeiten wollet lehren schreiben und lesen. So sein die Herren von der Universität hie und wollen Euch ein jungen Esel in die Lehr tun. Trauet Ihr, ihn auch zu lehren?« Er sprach ja, aber er müßt Zeit darzu han, darum es so ein redlos und unvernünftig Kreatur wär. Des wurden sie mit ihm zufrieden auf zwanzig Jahr. Eulenspiegel gedacht: »Unser sein drei: Stirbet der Rektor, so lieg ich frei, sterb dann ich, wer will mich mahnen, stirbt dann mein Discipel, so bin ich aber ledig«, und nahm das an. Und bedingt fünfhundert alter Schock, das zu tun. Darauf gaben sie ihm etlich Gold.

Also nahm Eulenspiegel den Esel an und zog »Zum Turm«, in die Herberg. Da war zu der Zeit ein seltsamer Wirt. Also bestellt er einen Stall allein für seinen Schüler und nahm ein alten Psalter, den legt er ihm in die Kripp, und zwischen jeglich Blatt legt er Haber. Des ward der Esel innen und warf die Blätter mit dem Maul umher um des Habers willen. Und so er dann kein Haberen mehr fand zwischen den Blättern, so ruft er: »I-a, i-a.« Da Eulenspiegel das merkt von dem Esel, da ging er zu dem Rektor und sprach: »Herr, der Rektor, wann wollet Ihr eins sehen, was mein Schüler macht?« Der Rektor sprach: »Lieber Magister, will er sich der Lehre auch annehmen?« Eulenspiegel sprach: »Er ist aus der Maßen von grober Art, und ist mir sehr schwer, ihn zu lehren. Jedoch so hab ich mit großem Fleiß und Arbeit darzu getan, daß er etlich Buchstaben und sonderlich etlich Vokal kennt und nennen kann. Wollet Ihr, so gehet mit mir, so sollet Ihr das hören und sehen.« Also hätt der gut Schüler die Zeit gefastet, bis auf drei nach Mittag. Als Eulenspiegel nun mit dem Rektor und etlichen Magistri kam, da legt er seinem Schüler ein neu Buch vor. Sobald er das in der Krippen fand, da warf er bald die Blätter hin und her, den Haber zu suchen. Als er den nit fand, da begann er mit lauter Stimm zu schrein: »I-a, i-a.« Da sprach Eulenspiegel: »Sehet, lieber Herr, die zween Vokal I und A, die kann er jetzt, und ich hoff, er soll noch gut werden.«

Also starb der Rektor in kurzen Zeiten, darnach verließ Eulenspiegel seinen Schüler und ließ ihn gehn, als ihn sein Natur ausweiset. Also zog Eulenspiegel mit dem aufgenommenen Geld hinweg und gedacht: »Sollst du die Esel zu Erfurt alle weismachen, das wird viel Lebens brauchen.« Er mocht es auch nit wohl tun und ließ es also bleiben.

64
Figurengruppe
»Till Eulenspiegel mit Esel«
(Detail)
Form-Nr. A 1208 (alt)
Modelljahr: 1929
Form- und Staffagegestalter: Willi Münch-Khe
Staffage: bunte Aufglasurfarben
Objektdatierung: zwischen 1929 und 1934
(Schriftzug geritzt »Willi Münch-Khe, '29«)
Inventar-Nr.: 3521
Höhe: 29,5 cm

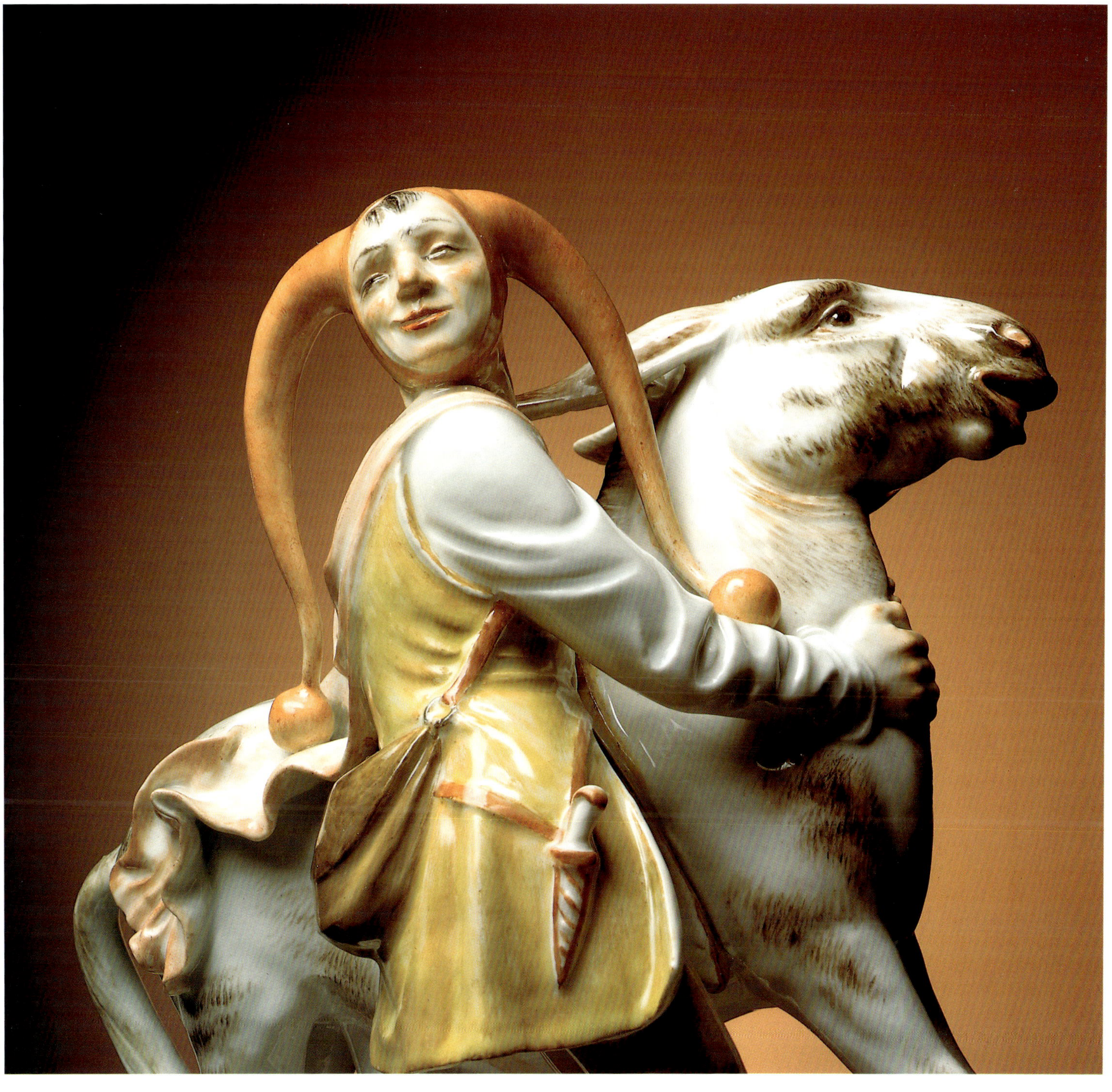

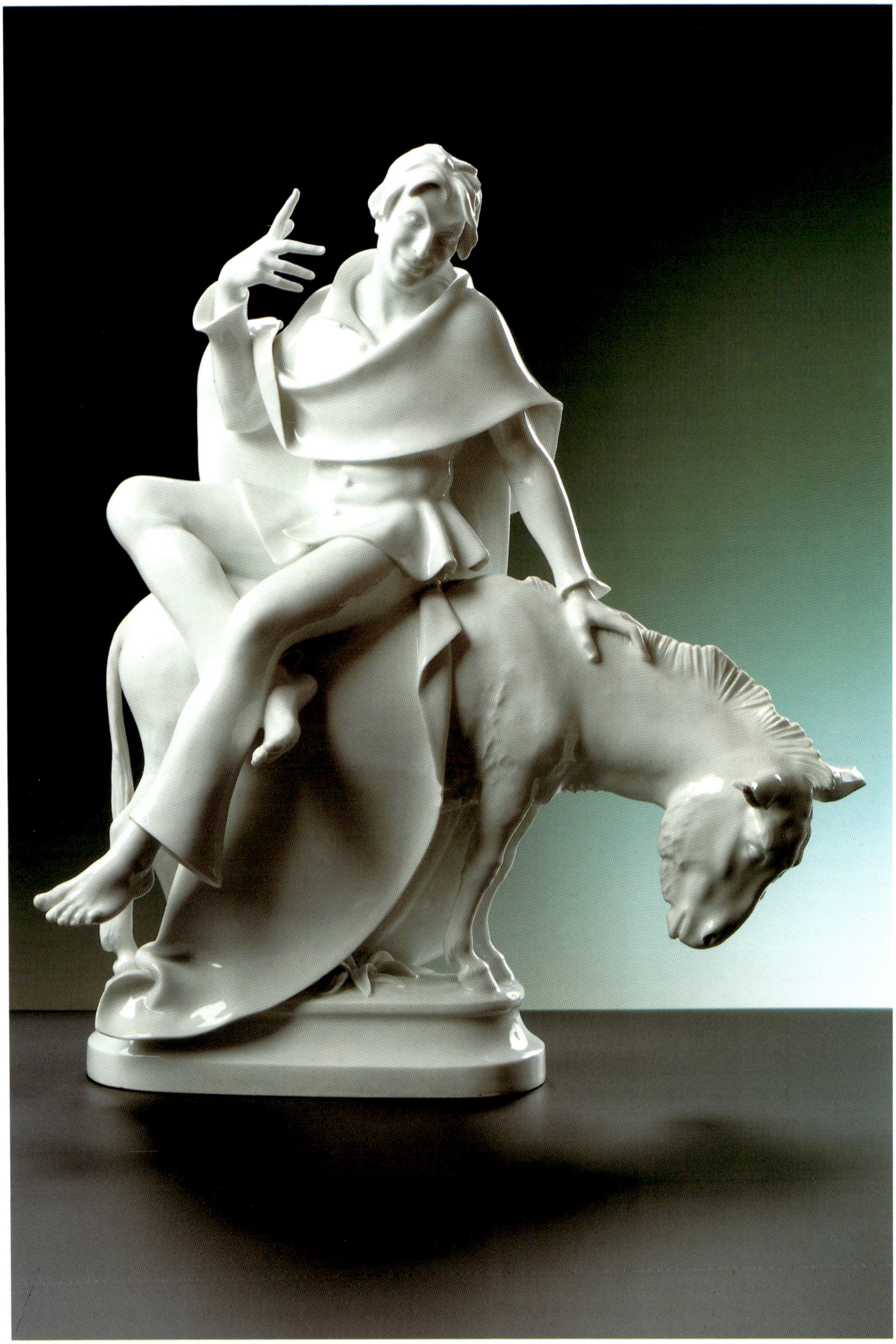

65
Figurengruppe
»Eulenspiegel auf Esel«
Form-Nr.:
A 1207 (alt), 73422 (neu)
Modelljahr: 1928
Formgestalter:
Ludwig Nick
Staffage: weiß (mit
Weißstempel)
Objektdatierung:
zwischen 1928 und 1934
Inventar-Nr.: 3495
Höhe: 39 cm

Uhland, Ludwig (1787–1862)

FRÜHLINGSLIED DES REZENSENTEN

Aus:
Uhland, Ludwig:
Werke, Bd. 1.
Sämtliche Gedichte.
München, 1980.

Frühling ist's, ich laß es gelten,
Und mich freut's, ich muß gestehen,
Daß man kann spazieren gehen,
Ohne just sich zu erkälten.

Störche kommen an und Schwalben,
Nicht zu frühe, nicht zu frühe!
Blühe nur, mein Bäumchen, blühe!
Meinethalben, meinethalben!

Ja! ich fühl ein wenig Wonne,
Denn die Lerche singt erträglich,
Philomele nicht alltäglich,
Nicht so übel scheint die Sonne.

Daß es keinen überrasche,
Mich im grünen Feld zu sehen!
Nicht verschmäh ich auszugehen,
Kleistens Frühling in der Tasche.

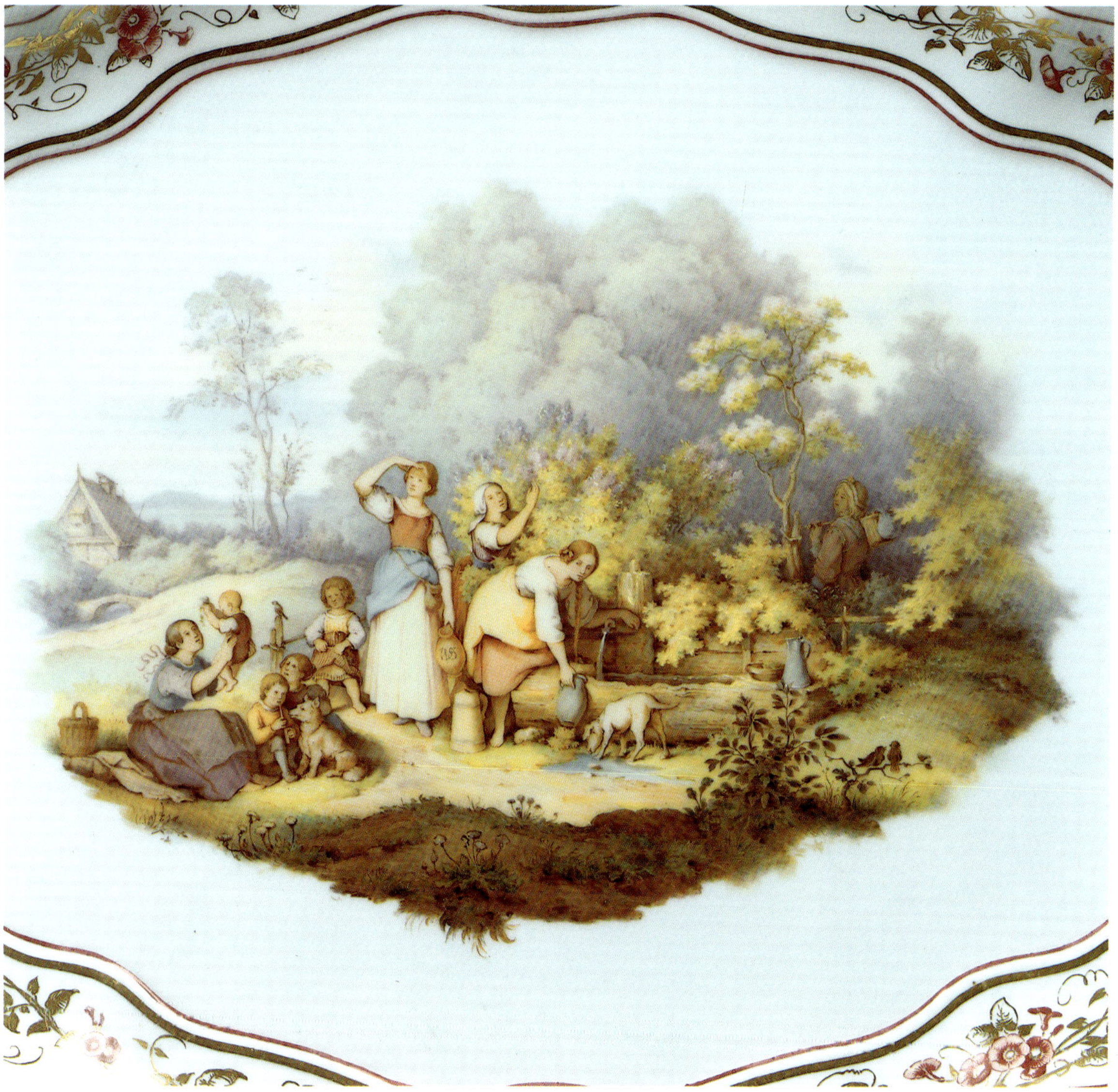

66
Tablett (Ausschnitt)
Form-Nr.: 307 (alt)
Modelljahr: um 1745
Formgestalter: unbekannt
Dekorbezeichnung:
Malerei nach einem Motiv
von Adrian Ludwig Richter
(von 1850)
Dekor: Aufglasurfarben
und Gold
Objektdatierung: nach 1850
Inventar-Nr.: 1693
Höhe: 27,5 cm
Breite: 37 cm